Robert Füß

DIE INDUKTIONSTHERAPIE

Ganzheitliche Regulation
mit den Frequenzen
des menschlichen Gehirns

Robert Füß

Die Induktionstherapie

Ganzheitliche Regulation
mit den Frequenzen
des menschlichen Gehirns

ENERGETIK
VERLAG

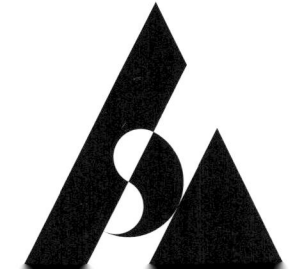

© Energetik-Verlag GmbH, Sulzbach/Taunus, 1994

Alle Rechte vorbehalten
Umschlag: Thomas Finke
Layout und Satz: Siegfried Janusch
Lithos: Reproduction, Offenbach
Druck: Freiburger Graphische Betriebe

Printed in Germany

ISBN 3-925 806-33-4

Gewidmet

Peter Mandel in Freundschaft
meiner Frau Renate in Liebe

beiden in Dankbarkeit

Inhaltsverzeichnis

Geleitwort

Der Paradigmenwechsel in der Medizin hat sich die letzten Jahre weitgehend nuancieren lassen. Die klassische Medizin, gründend auf der Newton'schen Physik, läßt sich heute bei der Behandlung chronischer Krankheiten nicht mehr aufrecht erhalten. Die neue Medizin hat neue Ebenen gefunden, auf denen energetisch-informative Übertragungen nach den Prinzipien der Quantenphysik ablaufen.

Fast alle neuen Medizinrichtungen gehen von diesen Prinzipien aus und nähern sich dem kybernetischen Biocomputermodell „Mensch - Funktionskreise - Steuerung - Energie - Information" aus der ihr eigenen Therapieecke: (Ohr-)Akupunktur, Kinesiologie, biologische Testverfahren und vieles mehr.

Auch der Autor Robert Füß hat sich in der energetischen Medizin seit Jahren seine Sporen verdient. Mit seinem ersten Buch „Farbpunktur bei Wirbelsäulen- und Gelenkerkrankungen" hat er bewiesen, daß er sich tief in die neue Materie eingearbeitet hat.

Im vorliegenden Buch hat Robert Füß es mit seiner Darstellung des Themas nicht nur geschafft, die Bedeutung und die Wirkung der Gehirnwellen und die kybernetischen Steuerungsmechanismen des menschlichen Gehirns verständlich zu machen, sondern es ist ihm in hohem Maße gelungen, eine Brücke zu schlagen zwischen der Induktionstherapie und jeder bekannten Somatotopie sowie neuer, von ihm gefundener Somatotopien.

„Alles ist in allem. Alles weiß immer alles von allem"

So ist sein neues Konzept nicht nur eine brillante Gedankenverbindung, sondern eine hochinteressante, anwendbare Therapiemöglichkeit, die sich tagtäglich in der Praxis überprüfen läßt.

Wer den Autor kennt, weiß schon vorher, daß das Buch eine didaktische Perle ist. Schon seit Jahren ist Robert Füß durch seine Vorträge als lehrhafter Referent nach vorn getreten.

Das alles kann ich mit Recht sagen. Seit Jahren ist er für mich nicht allein ein immer begeisternder Kollege und Lehrer. Vor allem ist er ein feinfühliger und treuer Freund.

Dr. med. Maurice DeWitte
Kortrijk / Belgien

Vorwort

Das Verfassen dieses Buches erwies sich sehr bald als unerwartet komplizierte Herausforderung. Während zahlreiche Anwender seit geraumer Zeit ein Standard- und Nachschlagewerk für die Praxis erwarteten, verlangten andere nach einer Einführung, die ihnen den ersten Kontakt mit der Induktionstherapie ermöglichen sollte. Beiden Ansprüchen gerecht zu werden, war bei dem Neuland, das die Induktionstherapie darstellt, nicht das Problem. Die Schwierigkeit bestand vielmehr darin, ein Grundlagenverständnis zu schaffen, das einerseits als theoretischer Unterbau diente, und andererseits in der Lage war, Ängste und Ressentiments abzubauen, die zwangsläufig entstehen, wenn eine Behandlungsform sich mit den Strukturen des menschlichen Gehirns befaßt. Um hier für die nötige Aufklärung zu sorgen, waren und sind eine Vielzahl von Untersuchungen und Nachforschungen erforderlich. Bald schon tat sich ein Betätigungsfeld auf, das sich von der Biochemie über die Neurophysiologie bis hin zur Antropologie erstreckte. Da jeder dieser Bereiche selbst ständigen Neuerungen unterliegt, waren manchesmal Erkenntnisse von heute sehr bald bereits „Schnee von gestern". Der Berg an Informationen wurde immer größer, was sicher viel zum Verständnis der Behandlungsmethode beitrug. Der vorgegebene Rahmen allerdings wurde schnell gesprengt.

Darüber hinaus entwickelte die Induktionstherapie auch in der Praxis eine enorme Eigendynamik. Nahezu wöchentlich fanden sich neue Erkenntnise und Anwendungsmöglichkeiten, teilweise durch eigene Vorstellungen, teilweise durch den Forscherdrang von Kollegen, die sich dankenswerterweise ebenfalls mit dem Thema der Induktionstherapie auseinandersetzten. Auch hier ergab sich bald die Schwierigkeit, die Fülle an praktischem Informationsmaterial zu ordnen und so einem schematischen Behandlungskonzept zuzuführen.

Das vorliegende Buch trägt der drängenden Forderung von Kollegen nach einem praktischen Handbuch Rechnung. Es soll neben einer Einführung vor allem Nachschlagewerk sein, das ein rasches und effizientes Arbeiten mit der Induktionstherapie ermöglicht. Natürlich werden zum besseren Verständnis die theoretischen Grundlagen erläutert. Die Auseinandersetzung mit dem menschlichen Gehirn wirft zahlreiche Themen auf, welche die unterschiedlichsten Ebenen tangieren. Das „Wunder des Menschseins" berührt uns alle auf die eine oder andere Weise, und so werden Fragen aufgeworfen, die den weiten Bogen spannen von der molekularen Biologie unseres Denkens bis hin zur Antropologie, der Entwicklung des Homo sapiens. Auch wenn die Induktionstherapie, wie wir noch sehen werden, keineswegs das Gehirn therapiert, bedient sie sich doch ganz offensichtlich gewisser Mechanismen, die das Gehirn seinerseits anwendet, um Unregelmäßigkeiten im Organismus auszugleichen. In diesem Sinne reiht sie sich ein in den Bereich der energetisch-informativen Regualtionstherapien, und es ist meine Hoffnung, daß dieses Buch seinen Beitrag dazu leisten möge, daß sie einen festen Platz in diesem Kreise findet.

Vielen Helfern bin ich zu Dank verpflichtet. Wer immer Wege lenken mag - ohne eine Vielzahl scheinbar zufälliger Begegnungen, die allesamt inspirierend, motivierend und lehrreich waren, wäre dieses Buch in seiner vorliegenden Form nicht zustande gekommen.

In erster Linie danke ich Peter Mandel. Er ist der geistige Vater der Induktionstherapie, und wie in so vielen anderen Dingen war er auch hier mein Lehrer. Seine ursprüngliche Idee, die Frequenzmuster des menschlichen Gehirns einem Therapiesystem zuzuführen, war Ausgangspunkt aller weiterführenden Überlegungen. Im ständigen Austausch und fortwährenden Dialog sind Gedanken gereift und Erkenntnisse gewonnen worden, und so ist der heutige Stand der Induktionstherapie ganz maßgeblich sein Verdienst.

Ganz besonders danke ich meiner Frau Renate. Als „außenstehender" Betrachter hatte sie die nötige Distanz zum Thema, so daß sie mir stets kritischer Ratgeber war. Und woher sie manchmal die Geduld nahm, einen bücherschreibenden Mediziner zu ertragen, bleibt ihr Geheimnis.

Mein Dank gilt weiterhin meinem belgischen Freund Dr. Maurice DeWitte. Seine Phantasie und seine Begeisterungsfähigkeit waren mir immer wieder Ansporn, und zahlreiche Ideen in diesem Buch sind bei gemeinsamen Waldspaziergängen geboren worden.

Ich danke dem Physiker Günter Decker, der, ob er will oder nicht, als Bindeglied zwischen Esoterik und Naturwissenschaft fungiert. Die vielen Gespräche mit ihm haben viel zu meinem Verständnis wissenschaftlicher Zusammenhänge beigetragen. Dank gebührt auch seinem Bruder, Prof. Heinz Decker. Als Biologe hatte er Zugang zu labortechnischen Einrichtungen, mit deren Hilfe theoretische Überlegungen praktisch verifiziert werden konnten.

Ganz besonders erwähnen möchte ich Dr. Jochen Gleditsch. Waren mir seine Erkenntnisse über funktionelle Zusammenhänge im Organismus und das Wesen der traditionellen chinesischen Medizin zunächst nur aus seinen Veröffentlichungen bekannt, so hatte ich später das Gück, ihn persönlich kennenzulernen. Seine Ausführungen haben mir ein tiefes Verständis der menschlichen Natur vermittelt. Sie stellen ein wesentliches Gerippe der Induktionstherapie dar.

Ich danke weiterhin meinen Freunden Dr. Hugo Schlosser, der mir als Zahnarzt den Stellenwert der Odontonbeziehungen deutlich gemacht hat, und Dr. Dietmar v. Bressensdorf für den steten Austausch, der viele Gedanken in mir reifen ließ.

Nicht vergessen möchte ich Inger-Lisa Knudsen und Walter Larssen, die mir bereitwillig die von ihnen erarbeitete norwegische Somatotopie der Fußreflexzonen zur Verfügung gestellt haben, sowie Charlie v. Gunten aus der Schweiz, der mir seine Ratschläge in neurologischen Fragen gab.

Besonderer Dank gilt auch Manfred Maiworm,der mir als Verleger immer eine „Hotline" freihielt und maßgeblich an der konzeptionellen Gestaltung des Buches beteiligt war.

Ganz herzlich danke ich auch meinen Eltern, die schon wissen, wofür.

Einleitung

Ich therapiere nicht das Gehirn,
ich therapiere <u>wie</u> das Gehirn.

Ursprünglich hat alles vor etwa 120 Jahren begonnen. Im Jahre 1875 konnte der Liverpooler Physiologieprofessor Richard Caton erstmals feststellen, daß unser Gehirn elektrische Aktivitäten entwickelt, die er mittels an der Schädeloberfläche angebrachter Elektroden messen konnte. Man dachte, eine neue Ära der Medizin würde eingeläutet, zumal zahlreiche Wissenschaftler, zunächst in Amerika, später in aller Welt, Catons Beobachtungen bestätigten. Allerdings waren seine Messungen sehr unspezifisch und lediglich durch Tierversuche untermauert.

1912 dann lieferte Prawdick Neminski die erste photographische Darstellung der elektrischen Gehirnaktivität bei Tieren (Elektrozerebrogramm).

Die eigentliche Elektroencephalographie begann mit den Entdeckungen des Psychiaters Hans Berger. Nachdem er 1919 Leiter der psychiatrischen Klinik in Jena wurde, gelang ihm 1924 erstmals die spezifische Frequenzanalyse der Gehirnstromaktivitäten, indem er die Gehirnwellen in Einzelkategorien unterteilte und sie unterschiedlichen physiologischen Zuständen zuordnete. Mittels geeigneter Kontaktelektroden konnten diese Frequenzen gemessen und im Elektroencephalogramm (EEG) aufgezeichnet werden. Vermochte er zunächst nur Beta- und Alpha-Rhythmen zu beschreiben, so entstand im Laufe der Jahre die Einteilung in die vier bekannten Frequenzmuster Beta, Alpha, Theta und Delta. Jedes dieser vier Muster ist charakertisiert durch einen bestimmten Frequenzbereich, und die Beschreibungen von Berger haben noch immer Gültigkeit. Alle EEG-Merkmale wurden von ihm erkannt, beschrieben und interpretiert. Welchen Stellenwert seine Definition der elektrischen Gehirnaktivität noch heute innehat, wird ersichtlich aus der Tatsache, daß die Existenz von Gehirnwellen als Anwesenheit von Leben gilt. Ihre Abwesenheit ist die offizielle Definition von Tod.

Angesichts der Machtergreifung Hitlers und der nationalsozialistischen Auswüchse setzte Berger 1941 seinem Leben selbst ein Ende.

Im folgenden nun die Beschreibung der Einzelfrequenzen unseres Gehirnes.

1. Die Gehirnwellen

Prinzipiell sind Gehirnwellen Ausdruck der elektrischen Aktivität des Gehirns, die mit Elektroden an der Schädeloberfläche gemessen werden kann. Unterschieden werden die vier bekannten Gruppen der Beta-, Alpha-, Theta- und Delta-Wellen. Sie kommen zustande durch unzählige elektrochemische Entladungen von Nervenzellen des Gehirns, die ein elektromagnetisches Feld mit einer Frequenz zwischen 0,5 Hz und 30 Hz erzeugen. Zwar scheinen die tatsächlichen Frequenzmuster wesentlich komplizierter zu sein und verschiedene Gehirnwellen können durchaus gleichzeitig in unterschiedlichen Gehirnarealen auftreten (es ist durchaus üblich, zwischen einer Temporal-, einer Basis- und einer Occipital-Elektriztät zu unterscheiden). Allerdings hat sich die oben erwähnte Einteilung in der neurologischen Praxis bewährt und sie ist die Grundlage der Elektroencephalographie. Jeder Frequenzbereich ist einem bestimmten physiologischen und psychologischen Zustand zugeordnet, der im Nachfolgenden näher erläutert wird.

1.1 Beta

Der Betarhythmus wird beschrieben als unregelmäßige, kleine Welle in einem Frequenzbereich von 14 - 30 Hz. Er ist charakteristisch für die nach außen gerichtete Konzentration und einen wachen, alarmbereiten Zustand. Logisches Denken, intellek-

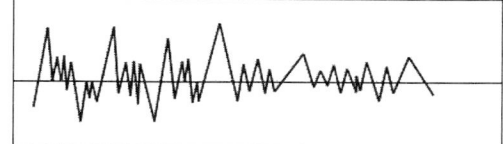

Abb. 1: BETA-Rhythmus, 14-30 Hz. Unregelmäßige, kleine Welle von höherer Frequenz

tuelle Tätigkeit und gespannte Aktivität sind ebenso Ausdruck von Beta wie Unruhegefühle und die Nähe zu Angstzuständen. Ein hoher Anteil von Beta-Wellen korreliert mit einer vermehrten Ausschüttung von Streßhormonen (Adrenalin, Noradrenalin)

1.2 Alpha

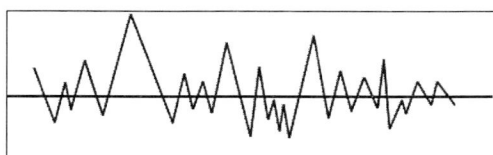

Abb. 2: ALPHA-Rhythmus, 7,5-13,5 Hz. Regelmäßige Welle von mittlerer Frequenz

Alpha-Wellen mit einer Frequenz von 7,5 - 13,5 Hz sind gekennzeichnet durch entspannte Zustände und intellektuelle Beruhigung. Sie treten auf beim Schließen der Augen und stehen für ein Gefühl der wohligen Ruhe. Der Beginn meditativer Entspannung ist gekoppelt an den Alpha-Rhythmus, geprägt durch eine besonders gute Integration von Körper und Geist.

1.3 Theta

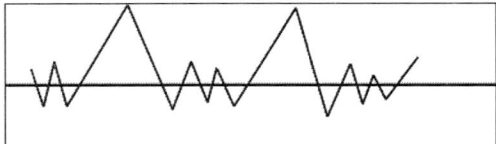

Abb. 3: THETA-Rhythmus, 4-7 Hz. Regelmäßige Welle von niederer Frequenz

Theta-Wellen im Frequenzbereich von 4 - 7 Hz stehen für bestimmte Schlafphasen und für tiefe Meditation. Die Aktivierung tieferer Bewußtseinsschichten tritt in den Vordergrund. Intellektuelle Denkfähigkeit wird abgeschaltet zugunsten von plastischem Vorstellungsvermögen, bildhaften Erinnerungen und phantasievoller Intuition. Lerninhalte sind in diesem Frequenzbereich besonders einprägsam, da der Filter des analytischen Denkens fehlt. Bei Kindern wird (aus diesem Grund ?) ein hoher Daueranteil an Theta-Wellen registriert.

1.4 Delta

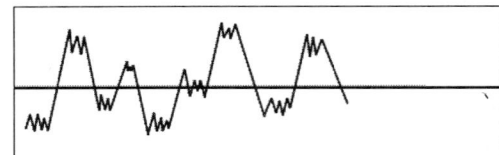

Abb. 4: DELTA-Rhythmus, 0,5-3,5 Hz. Hohe, langsame Welle von niederer Frequenz

Delta-Wellen treten auf in einem Wellenbereich von 0,5 -3,5 Hz. Sie sind äußerst langsam und bezeichnend für tiefen, traumlosen Schlaf. Im Wachzustand werden sie extrem selten gemessen.

Von großer Bedeutung sind Delta-Frequenzen für Heilungsvorgänge, für Regenerationsphasen sowie für ein intaktes Immunsystem. Tiefenhypnose und Trancezustände sind ohne Delta-Wellen nicht denkbar.

2. Die Wellenpunkte der Induktionstherapie

Zweifelsohne kann den Gehirnwellen kein übergeordneter Informationscharakter zugeschrieben werden. Physikalisch betrachtet sind sie nicht mehr als Potentialschwankungen neuronaler Zellmembranen, die ein elektromagnetisches Feld erzeugen. Andererseits läßt sich nicht hinwegdiskutieren, daß sie bestimmten Bewußtseinszuständen und somit bestimmten physiologischen Konditionen entsprechen. Holler spricht in diesem Zusammenhang von „Gehirnwellen als deterministischem Chaos, welches Informationen enthält". Entscheidend im Hinblick auf die Induktionstherapie scheint zu sein, daß sie sich in Form von Frequenzen, die denen der menschlichen Gehirnwellen gleichen, systemimmanenter Reize bedient. Der Verzicht auf andere Hilfsmittel wie beispielsweise rhythmische Lichtblitze oder Tonfrequenzen, bedeutet zunächst, daß diese Behandlungsform sich nicht an der Substitution, sondern ausschließlich an der Regulation orientiert. Und es bedeutet darüberhinaus, daß die Überlegungen Peter Mandels richtig sind, den, wie er es nennt, „übergeordneten Bereichen unseres Lebens einen Lernimpuls anzubieten". Hierin liegt ein entscheidendes Kriterium der Induktionstherapie. Wie wir noch sehen werden, wird die Oberflächensensibilität der Haut vom Thalamus verantwortet. Der Thalamus wird auch als „Tor zum Bewußtsein" bezeichnet, da alle sensorischen Innen- und Außenreize von ihm registriert und bewertet werden. Dieses selektive Verhalten führt dazu, daß jede Behandlung mit den Frequenzmustern des menschlichen Gehirns ein erneutes Angebot an den Thalamus darstellt, die physiologische Urform dieser Schwingungen zu erkennen und zu bewerten.

Um es ganz klar herauszustellen - Gehirnwellen per se bewirken nichts. Sie „werden bewirkt" durch definierte Bewußtseinszustände oder, anders formuliert, sie sind meßbarer Ausdruck dieser Bewußtseinszustände. In der Literatur werden sie auch als Aktivitätsindikatoren bezeichnet. Allerdings ist zu beachten, daß die Modulation der Gehirnwellen in den tieferen Regionen des Rhombencephalons eine andere ist als an der Oberfläche des Neocortex. Hier wird im EEG immer eine durch die Gehirnwindungen (Gyri und Sulci) modulierte Form der Frequenzmuster abgenommen.

Nicht erst seit der Biofeedback-Forschung der sechziger Jahre ist die Rolle des Bewußtseins/der Psyche bei der Entstehung von Krankheit bekannt. Auch andere Techniken wie Autogenes´Training, Yoga oder Tiefenmeditation bedienten und bedienen sich dieser Erkenntnis.

Besonders deutlich wird der Zusammenhang zwischen Bewußtsein und Physis in der Bioenergetik. Sie strebt nicht nur eine Synchronisierung von Körperenergien an, sondern ist darüber hinaus bemüht, Erkrankungen durch das Lösen emotionaler Blockaden zu überwinden.

In der Wissenschaft führte diese Einsicht zur Bildung völlig neuer Disziplinen, die jeweils mehrere Forschungszweige unter einem Dach zusammenführen (man denke nur an die Neuro-Immunologie, die zwischenzeitlich um ein endokrines Modell erweitert wurde).

All diesen Bestrebungen gemeinsam ist die Erkenntnis, daß das psychisch-emotionale Moment nicht vom Begriff der Krankheit getrennt werden kann. Die Einheit von Körper, Seele und Geist ist mittlerweile nicht mehr bestreitbar. Seele und Geist aber können sich weder entzünden noch abnutzen. Um sich darzustellen, bedürfen sie der physischen Materie. Eine Möglichkeit, sich auszudrücken, sind die Frequenzmuster unseres Gehirnes.

Da unser Organismus aber keine „Einbahnstraßen" kennt, sondern als offenes kybernetisches Regelsystem einem ständigen Informationsfluß und -austausch unterliegt (siehe Kap.3), ist hier ein Umkehrschluß zulässig. Das bedeutet, daß eine Regulierung verschobener Frequenzmuster nicht nur psychische, sondern auch und vor allem physische Beschwerden zu therapieren vermag. Die Induktionstherapie liefert die hierfür nötigen Impulse, nicht im Sinne einer Substitution, sondern immer vor dem

Hintergrund der Regulation. Induktion ist also lediglich ein Anstoß, vorgegebene, aber funktionsgestörte Rhythmen auszugleichen. Der daraus resultierende Lerneffekt über den Thalamus ist ein entscheidendes Merkmal der Induktionstherapie, da er, wie erwähnt, die Anwendung systemfremder Außenreize überflüssig macht. Im klassischen Sinne der funktionellen Medizin wird dem Organismus Hilfe zur Selbsthilfe offeriert. Er wird in die Lage versetzt, sich gleichsam mit seinen eigenen Mitteln zu therapieren.

Die Grundidee war geboren, allein die praktische Umsetzung warf neue Probleme auf. Über welche Körperzonen sollten die vorgegebenen Frequenzen induziert werden, und vor allem – auf welche Weise? Die Frequenzbereiche waren vorgegeben, aber es sollte ja reguliert werden und nicht substituiert. Schon aus diesem Grund kam die Induktion einer starren Mittelfrequenz nicht in Frage.

Die Lösung des Problems war ebenso einfach wie genial.

Ausgehend von der Überlegung Peter Mandels, daß dem Organismus das gesamte Spektrum der jeweiligen Einzelfrequenz demonstriert werden sollte, entstand die Idee, dieses gesamte Spektrum während eines vorgegebenen Zeitrahmens einmal zu durchlaufen. Ähnlich einer Schaukel, die sich rhythmisch auf und nieder bewegt, wird der gesamte Schwingungsbereich der entsprechenden Gehirnfrequenz in die

Therapie integriert. Das Prinzip der <u>Fre-</u>
<u>quenzschaukel</u> war entstanden.

Dieses Prinzip besagt, daß bei der Punktinduktion von Einzelfrequenzen während
eines Zeitraumes von zwei Minuten der
gesamte Bereich dieser Einzelfrequenz
zweimal durchlaufen und induziert wird.
Der Beta-Rhythmus beginnt bei 14Hz, fährt
nach oben bis 30Hz und anschließend wieder zurück nach 14Hz. Die Alphafrequenz
startet bei 13,5Hz, bewegt sich dann aber
nach unten bis 7,5Hz, um schließlich wieder bei 13,5Hz zu enden. Die Induktion von
Theta-Wellen nimmt ihren Anfang bei 7Hz,

sinkt ab bis 4Hz und fährt zurück nach 7Hz.
Der Delta-Rhythmus schließlich startet bei
3,5Hz, erreicht nach einer Minute 0,5Hz
und endet nach einer weiteren Minute wieder bei 3,5Hz. Auf diese Weise wird dem
Organismus das physiologische Frequenz-
spektrum gleichsam „vor Augen gehalten",
ohne daß direkt in vorgegebene Rhythmen
eingegriffen wird. Nach dem Grundsatz der
Frequenz-Folge-Reaktion (Gehirnwellen haben unter bestimmten Voraussetzungen
die Tendenz, einem induzierten Impuls
innerhalb einer Minute zu folgen) schwingen sich alle Bereiche der Gehirnwellen auf
diesen Frequenzbereich ein. Dadurch ist

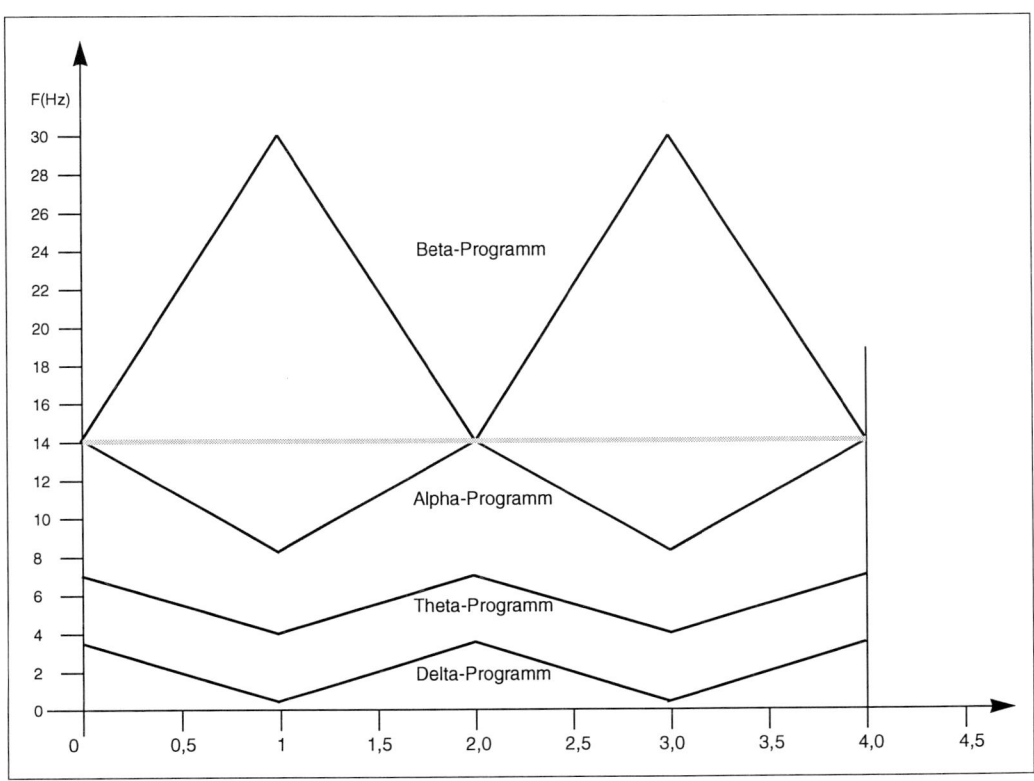

Abb. 5: Punkttherapie - Grafische Darstellung der Frequenzschaukel

der regulierende Einfluß der Einzelfrequenzen gewährleistet.

Als nächstes stellte sich die Aufgabe, Punkte und Zonen auf der Körperoberfläche zu
finden, die diesen Einzelfrequenzen ent-
sprachen und über die im Sinne einer
Basistherapie induziert werden konnte. Sie
erhielten die Bezeichnung „Wellenpunkte".
Aus der Energetischen Terminalpunkt-Diagnose war bekannt war, daß die vier Extremitäten eine direkte Verbindung zu den
Gehirnwellen haben. So entspricht die
rechte Hand Beta, die linke Hand Alpha.
Theta stellt sich am rechten Fuß dar, und
Delta am linken Fuß.

Nachdem sich die Extremitäten in der
Ganzheitsmedizin in Form verschiedener
Somatotopien auf die Körperoberfläche
projizieren lag es nahe, zunächst solche
Zonen als „Grundzonen der Induktionstherapie" festzulegen. Aus den „holographi-
schen Punkten am Rücken" entstanden die
ersten Wellenpunkte der Induktionstherapie. Die Behandlungserfolge gaben Anlaß
zur Hoffnung, waren jedoch noch keineswegs befriedigend.

Weiterführende Gedanken bestanden darin, die Wellenpunkte auf den sog. Keim-
blattlinien zu suchen, nach Peter Mandel

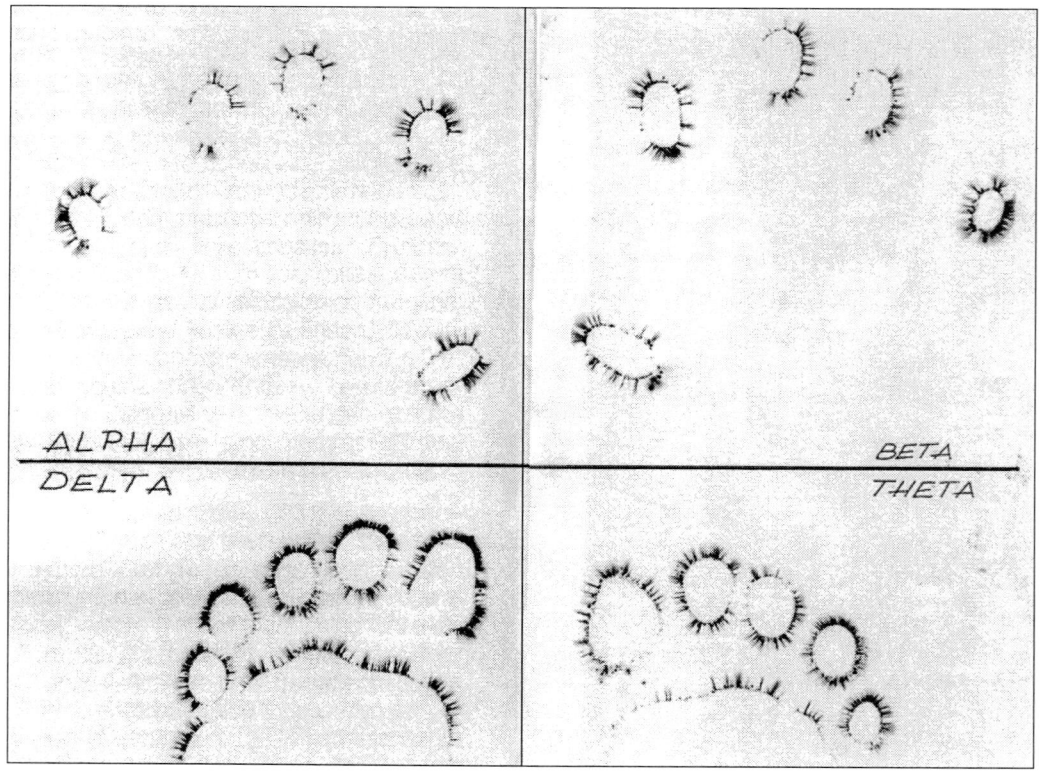

Abb. 6: Festlegung der Gehirnwellen im E-T-D-Bild (Kirlianbild mit den Bezeichnungen
der einzelnen Frequenzbereiche)

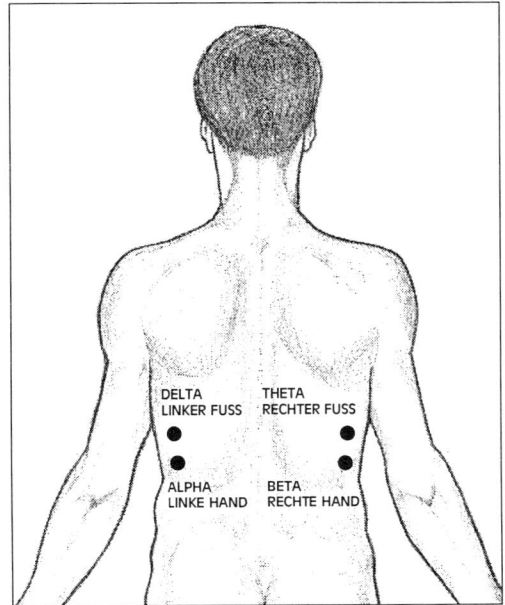

Abb. 7: Wellenpunkte am Rücken

Check-up-Linien des Körpers und Träger von Ur-Informationen (näher kann und soll in diesem Zusammenhang nicht darauf eingegangen werden, da es für das Verständnis der Induktionstherapie unerheblich ist). Diese Überlegungen führten zur Festlegung der Wellenpunkte auf dem Schädeldach.
(Abb. 8 auf Seite 26)

Diese Punkte galten lange Zeit als „Grundzonen der Induktonstherapie". Sie repräsentieren übergeordnete Zentren, über die verschobene Schwingungsmuster der Einzelfrequenzen reguliert werden können.
Allein die praktische Handhabung führte häufig zu Schwierigkeiten. Die Zonen waren (und sind) vergleichsweise schwer zu finden, und die Haarpracht mancher Patienten stellte den Behandler oftmals vor

schier unlösbare Probleme. Schon aus diesem Grund war die Suche nach leichter zugänglichen Punkten gefordert, wobei diese dieselben Qualitäten aufzuweisen hatten wie die Wellenpunkte am Schädeldach.

Ausgangspunkt dieser weiterführenden Überlegungen war die Tatsache, daß jede Einzelfrequenz der Gehirnwellenmuster einem der von Gleditsch beschriebenen Funktionskreise entspricht (Funktionskreise siehe Kap. 5). Diese projizieren sich in vier Punkten auf der Stirn eines jeden Menschen und können von dort aus regulierend beeinflußt werden. So findet Beta seine Entsprechung im Funktionskreis Leber/Galle, da beide das dynamische, aktive Prinzip verkörpern. Alpha steht in Analogie zum Funktionskreis Niere/Blase. Beide vertreten Begriffe wie Ruhe, Stabilität und Sicherheit. Theta entspricht dem Funktionskreis Lunge/Dickdarm und damit dem Grundsatz von Inspiration, Intuition und Melancholie. Delta schließlich findet seine Entsprechung in der Tiefe und Erdverbundenheit des Funktionskreises Milz-Pankreas/Magen.

Alle vier Punkte repräsentieren sich auf der sog. Neurasthenielinie der chinesischen Kopfakupunktur, die einen Querfinger oberhalb des Zwischenaugenbrauenpunktes Yin-Trang horizontal über die Stirn verläuft. Ihre seitliche Ausdehnung reicht beidseits bis knapp medial einer vertikalen Linie, die von der Pupillenmitte nach oben zieht. Die beiden äußeren Punkte entspre-

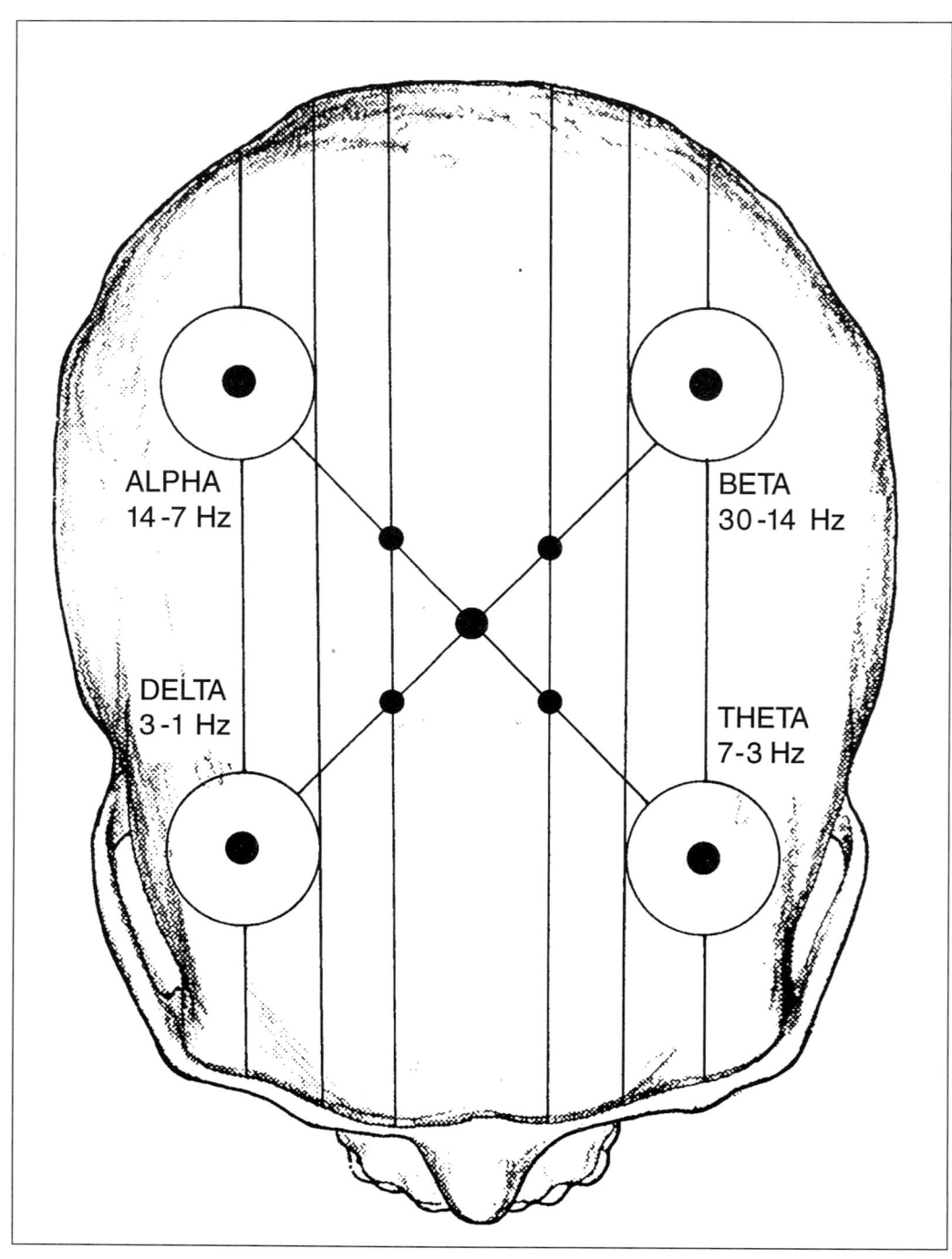

Abb. 8: Wellenpunkte auf dem Schädeldach

chen den Einzelfrequenzen von Beta (rechts) und Alpha (links). Jeweils einen Querfinger nach medial befinden sich die zwei weiteren Wellenpunkte, rechts für Delta und links für Theta.

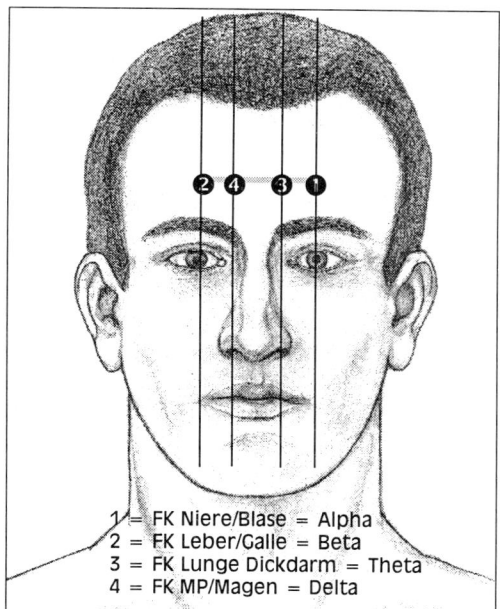

1 = FK Niere/Blase = Alpha
2 = FK Leber/Galle = Beta
3 = FK Lunge Dickdarm = Theta
4 = FK MP/Magen = Delta

Abb. 9: Die Neurasthenielinie und ihre Wellenpunkte

In der Praxis erweist sich einer dieser vier Punkte immer als besonders drucksensibel. Dieser Punkt repräsentiert die therapierelevante Einzelfrequenz.

Wichtig ist in diesem Zusamenhang, vor jeder Behandlung erneut zu testen, da sich das Funktionsbild und damit das Wellenmuster von Fall zu Fall verschieben kann.

Die Wellenpunkte auf der Stirn stehen am Beginn einer jeden Induktionstherapie. Es macht ganz den Anschein, als seien sie gleichsam „Türöffner", die durch die Behandlung übergeordneter Regelzentren einen Grundimpuls in die gestörten Frequenzbereiche tragen.

Dabei beträgt die Behandlungszeit wie bei allen Punktinduktionen jeweils die Dauer einer Frequenzschaukel, also 2 Minuten.

Weiterhin sind die Wellenpunkte der Neurasthenielinie insofern von Bedeutung, als über sie der Frequenzbereich ausgetestet wird, der während einer gesamten Behandlungssitzung zum Einsatz gelangt. Wird beispielsweise der Alphapunkt auf der Stirn als der druckdolenteste eruiert, so stellt Alpha die Einzelfrequenz dar, mit der alle weiteren Punkte im Verlauf der Therapie induziert werden, gleichgültig, ob es sich um Ohr-, Steuerungs- der andere Somatotopiepunkte handelt.

3. Das System der Grund-regulation nach Pischinger

Wie in Kapitel 4 erläutert wird, machten eine Reihe von Untersuchungen eine modifizierte Arbeitshypothese über den Wirkmechanismus der Induktionstherapie nötig. Um diese Arbeitshypothese besser verstehen zu können, ist es erforderlich, zunächst den Begriff der <u>Grundregulation nach Pischinger</u> näher zu beleuchten. Wie wir noch sehen werden, rückt das Bindegewebe, oder besser das „Bindegewebsorgan", bei der Regulierung aller pathologischer Prozesse in den Mittelpunkt des Geschehens. Die Ansicht, daß die Zwischenzellsubstanz eine vorwiegend passive Rolle als Stütz- und Füllgewebe spielt, macht der Erkenntnis Platz, daß es sich hier um ein äußerst vitales System handelt, ohne das Leben nicht denkbar wäre. Seine Funktion als das informativ-kommunikative Medium innerhalb biologischer Organismen stellt die morphologisch-physiologische Grundlage der Induktionstherapie dar.

Schon Anfang der vierziger Jahre wurde erkannt, daß lebende Systeme keineswegs lineare Strukturen aufweisen, sondern zur Aufrechterhaltung von Homöostase (= dynamische Ausgewogenheit normaler Körperfunktionen) vernetzte Systeme bilden, bei denen durch eine Vielzahl von Rückkoppelungsmechanismen ein biologisches Fließgleichgewicht angestrebt wird. Dieses Fließgleichgewicht dient in erster Linie dem Austausch von Energie und Information mit dem Ziel, die Ernährung der Funktionszelle zu gewährleisten. Die Entsorgung von Stoffwechselendprodukten erfolgt ebenfalls über das Grrundsystem.

Auch wenn die Beschreibung der „Zwischenzellsubstanz" historisch weit zurückliegt (Bordeu 1767, Reichert 1845), war Pischinger doch als erster in der Lage , dieses System wissenschaftlich zu untersuchen und praktisch zu erfassen.

Er erkannte, daß keine einzige Parenchymzelle des Organismus direkt und unmittelbar an ein Blutgefäß, ein Lymphgefäß oder eine vegetativ-neuronale Endfaser des peripheren Nervensystems angeschlossen ist. All diese Strukturen enden frei in der Extrazelluärflüssigkeit, über die die Ernährung der Zelle erfolgt. Pischinger selbst bezeichnete den „Zellbegriff ... als morphologische Abstraktion, der biologisch gesehen nicht ohne das Lebensmilieu der Zelle genommen werden kann."
Seine Arbeiten bilden somit den Gegenpol zur Virchow'schen Zellularpathologie, die postulierte (und postuliert), daß der Begriff der Krankheit auf Fehlfunktionen in Ordnung und Aufbau einzelner Zellen reduziert werden kann. Wird das krankmachende Agens in der Zelle entdeckt, so bedarf es lediglich der entsprechenden Reparatur. Lineares Kausaldenken wurde zum Paradig-

ma und Medizin zur Naturwissenschaft. Nicht mehr der Mensch stand in Mittelpunkt, sondern seine Krankheit (bzw. deren Symptome). Untersuchungen und Diagnosen konzentrierten sich auf rein morphologische Strukturen, die die Funktionsfähigkeit von Organen oder Organsystemen außer acht lassen. Köhler bezeichnet dieses Vorgehen als dreidimensional, dem die vierte Dimension, die der Zeit, fehlt (Funktionsabläufe implizieren den Faktor Zeit).

Demgegenüber stand das Konzept unspezifischer, ganzheitsbiologischer Untersuchungs- und Therapiemethoden, die trotz ihrer unterschiedlichen Ansätze allesamt Erfolge nachweisen konnten, denen jedoch eine gemeinsame theoretische Grundlage fehlte. Diese Lücke konnte von Pischinger geschlossen werden, als er das Konzept der Grundregulation entwickelte.

Morphologisch besteht die Grundsubstanz aus der extrazellulären Flüssigkeit mit eingelagerten Fibroblasten (Fibroblasten sind omnipotente Stammzellen, aus denen nahezu alle Abwehrzellen hervorgehen). Topographisch stellt sie das einzig ubiquitäre Gewebe des Organismus dar, was nichts anderes bedeutet, als daß sie mit allen Parenchymzellen überall und gleichzeitig in direktem Kontakt steht. Es handelt sich um ein phylogenetisch sehr altes Regulationssystem, das in engem Austausch steht mit den (evolutionär sehr viel jüngeren) Steuerungsmechanismen des thalamo-hypothalamo-hypophysären Regelkreises. Interessanterweise entspricht die Mineralzusammensetzung der Extrazel-

lulärflüssigkeit mit Ausnahme des Calciums exakt der des Urmeeres (weshalb Köhler sicher zu Recht vom „nach innen gestülpten Urmeer" spricht).

Diese „Ursuppe" beheimatete die ersten Einzeller. An ihrer Schutzfunktion für alles Leben hat sich bis heute nichts geändert. Das Zelle-Milieu-System stellt den nutritiven Faktor im Organismus von Säugetieren dar, und ohne das sie umgebende Bindegewebe wäre keine Organzelle lebensfähig. Alle Grundfunktionen des Stoffwechsels wie Mineralhaushalt, O_2-Stoffwechsel oder Säure-Basen-Haushalt (u.v.m.) erfolgen im weichen Bindegewebe. Somit ist jede Funktionszelle existentiell abhängig von der ihr vorgeschalteten Grundsubstanz.

Die Verbindung zum Gesamtorganismus besteht im ernährenden (afferenten) Schenkel aus Kapillaren und vegetativen Endfasern, im entsorgenden (efferenten) Schenkel aus Lymphgefäßen. All diese Strukturen enden frei in der Grundsubstanz. Hier bilden dann Zucker-Eiweiß-Verbindungen (Proteoglykane und Strukturglykoproteine) ein sog. „Molekularsieb", durch das der gesamte Stoffaustausch von und zur Organzelle erfolgt. Die Distanz zwischen Kapillare/vegetativer Endfaser/Lymphgefäß einerseits und Parenchymzelle andererseits wird von Pischinger als „Transitstrecke" bezeichnet, und ihre Durchlässigkeit ist entscheidend abhängig von der Konzentration an Proteoglykanen und Elektrolyten sowie dem daraus resultierenden pH-Wert und der elektrischen Polarität. Da der Organismus des Menschen ein offenes kybernetisches Regelsystem darstellt, ist diese Konzentration in hohem Maße <u>von außen</u> <u>beeinflußbar.</u>

Ein weiteres, für unsere Belange ganz wesentliches Merkmal der Grundsubstanz ist ihre Fähigkeit zur Informationsaufnahme, -verarbeitung und -weiterleitung. Bereits der Biochemiker F.Vester verweist auf die Tatsache, daß Information weder an Materie noch an Energie gebunden ist und somit weder an Raum noch an Zeit. Ohne selbst Energie zu sein, bewegt sie große Mengen an Energie. Und das Wesen eines kybernetischen Regelkreises bestehe darin, ein in sich geschlossener Kreislauf von Informationen zu sein.

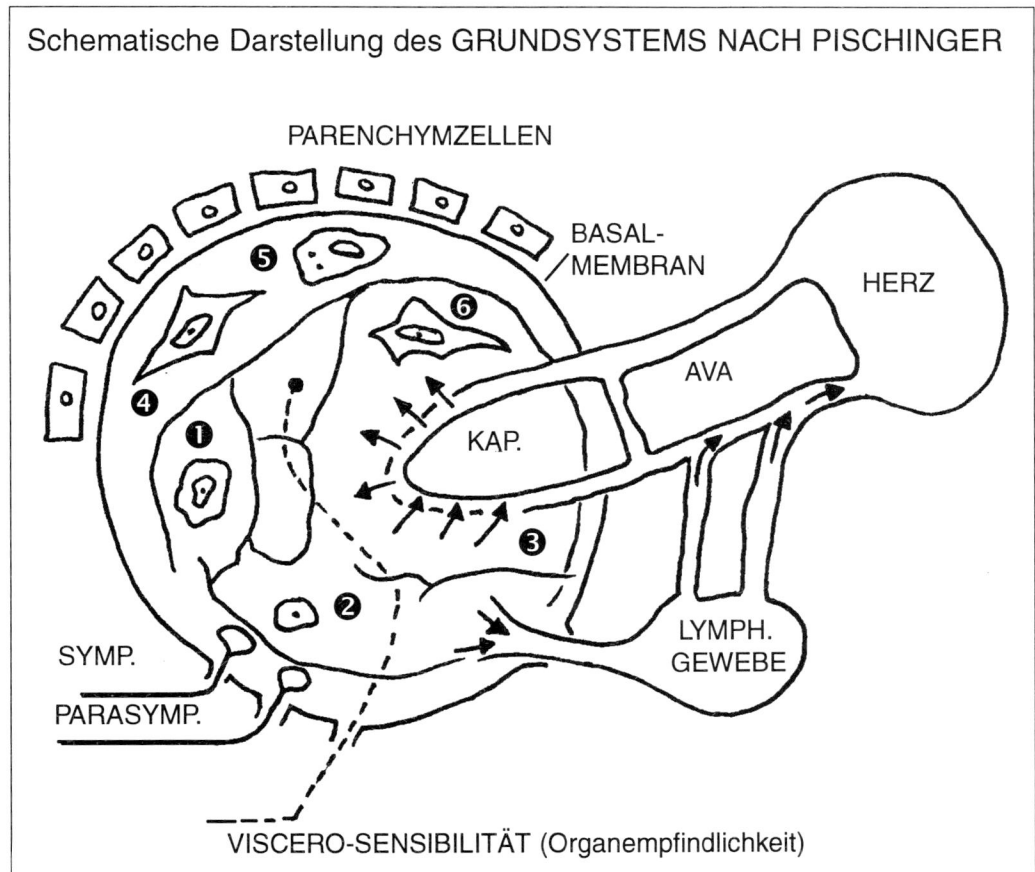

Schematische Darstellung des GRUNDSYSTEMS NACH PISCHINGER

PARENCHYMZELLEN

BASAL-/MEMBRAN

HERZ

AVA

KAP.

SYMP.

PARASYMP.

LYMPH. GEWEBE

VISCERO-SENSIBILITÄT (Organempfindlichkeit)

Abb. 9a: Wechselbeziehungen zwischen Kapillare (mit AVA = Arterio-venöse Anastome), Grundsubstanz (1 = Kollagen, 2 = Elastin, 3 = Proteoglycane und Strukturglycoproteine), Zellen des Bindegewebes (4 = Mastzelle, 5 = Abwehrzelle, 6 = Fibrozyt), vegetativen Endfasern und Parenchymzellen (mit Basalmembran).
Nur der Fibrozyt als omnipotente Zelle bildet das Regelzentrum der Grundsubstanz. Er ist als einziger Zelltyp in der Lage, eine der Situation angepaßte Grundsubstanz (Transmittersubstanz) zu synthetisieren. Die bedeutsamsten Informationsträger sind hierbei die Proteoglycane, die Strukturglycoproteine sowie die Glykocalyx (Zellzuckeroberflächenfilm).

Seit Mitte der 70er-Jahre beschäftigt sich die Chaosforschung als spezialisierter Zweig der Physik mit der Nicht-Linearität komplexer Systeme. Nach Ansicht eines Forscherteams um Philip Marcus weisen solche komplexe Systeme gleichzeitig Turbulenz und Kohärenz auf, Chaos und Stabilität. Und auch Pischinger beschreibt Information als „nicht-chaotische Energieform, ... die an keinen bestimmten Energieträger gebunden ist."

Vielleicht wird das Wesen von Information am deutlichsten, wenn man die ursprüngliche Bedeutung des Wortes zugrunde legt. Vom lateinischen „in-form-are" abgeleitet, bedeutet es , etwas „in Form zu bringen, etwas Strukturlosem Form zu verleihen". Information besitzt somit den ordnenden Charakter, der allen formgebenden Impulsen vorgeschaltet ist. Nur über das Prinzip der Information sind nah- und fernwirksame Wechselbeziehungen zwischen Zellen denkbar. Das Ziel aller Organismen, die Aufrechterhaltung der Homöostase, ist nur zu erreichen durch die ständige Kommunikation aller daran beteiligter Systeme. Kommunikation jedoch ist ohne Information nicht denkbar. Und wer anders als das „labil-dynamische Ordnungssystem" Grundsubstanz, das durch seine Ubiquität alle Zellen des Organismus miteinander verbindet, sollte Träger dieser Information sein?

Selbstverständlich besteht kein Zweifel, daß auch andere Systeme in diesem Zusammenhang von evidenter Bedeutung sind (Akupunkturmeridiane, Chakren und andere immaterielle Strukturen sowie deren Wechselbeziehung untereinander). Aber als der am besten erforschte Bereich bleibt das Grundsystem Gegenstand unserer Betrachtung.

Eine besondere Rolle bei der geordneten Aufnahme und Weiterleitung von Information kommt in diesem Zusammenhang den sog. Zuckerpolymeren zu (Polymere sind chemische Verbindungen aus Riesenmolekülen). Hier sind es in erster Linie die bereits erwähnten Proteoglykane, die über eine hohe Fähigkeit zur Wasserbindung und zum Austausch von Ionen verfügen. Die dadurch erzielte elektrische Leitfähigkeit (durch Änderung der elektrischen Polarität) ist Grundlage der rheologischen Eigenschaften des Grundsystems, d.h. der Fähigkeit, seine äußere und innere Form der Bedarfssituation adäquat zu verändern und anzupassen. Auf diese Weise entsteht ein biochemisches Molekularsieb, das nicht nur die Informationsaufnahme und -weiterleitung, sondern auch deren Verschlüsselung im System der Grundregulation ermöglicht.

Über das Kapillarnetz einerseits und periphere vegetative Endfasern andererseits ist die Grundsubstanz sowohl an das System der Hormondrüsen wie auch an das zentrale Nervensystem angebunden. Endokrinium und ZNS stehen ihrerseits in enger Wechselbeziehung.

Wie Pischinger bereits beschreibt, können dadurch via Grundsubstanz übergeordnete Regelzentren maßgeblich beeinflußt werden. Wie wir noch sehen werden, gilt dies auch im umgekehrten Sinne.

Zusammenfassend läßt sich sagen, daß die Erkenntnisse Pischingers (die weitergeführt wurden von Heine, Bergsmann, Perger, Draczynski u.a.) eine andere Beurteilung von Krankeiten und deren Behandlung zulassen. Das linear-kausale Denken wird relativiert, ohne daß ihm in bestimmten Situationen seine Berechtigung abgesprochen wird (wer wollte ernsthaft die herausragenden Leistungen der etablierten Medizin, vor allem in der akut- und intensivmedizinischen Versorgung bestreiten?). Von Bedeutung ist hierbei in erster Linie die Erkenntnis, daß nicht die Organzelle im Mittelpunkt der Betrachtung unserer physischen (und psychischen) Existenz steht, sondern daß diese ohne das sie umgebende Milieu nicht lebensfähig wäre. Dieses Milieu hat einerseits nutritiven und andererseits entsorgenden Charakter. Darüber hinaus ist es Träger jedweder Information von und zur Parenchymzelle. Über das Grundsystem bestehen direkte Verbindungen von Organen untereinander sowie von Organen zu übergeordneten Regelzentren. Dieses Prinzip der Ubiquität, d. h. des „Überall-Vorhandenseins", verleiht ihm seine Schlüsselrolle auch innerhalb der Induktionstherapie.

4. Die Arbeitshypothese zur Induktionstherapie

Das Wesen einer Arbeitshypothese besteht in erster Linie darin, daß sie hypothetisch ist. Dies gilt auch im Zusammenhang mit der Induktionstherapie.

Auf der anderen Seite jedoch bedarf jede neue Therapieform einer theoretischen Grundlage, auf der sie sich entwickeln und wachsen kann, will sie nicht ins Reich der Spekulationen verwiesen werden. Oberste Richtlinie bei der Erarbeitung eines Behandlungsschemas bleibt dabei immer das Gebot des „nihil nocere", des Nicht-Schadens.

Das Erstellen einer Arbeitshypothese war bei der Induktionstherapie von besonderer Bedeutung. Wie kaum eine andere Behandlungsform ist sie aufgrund der Tatsache, daß sie (simulierte) Gehirnfrequenzen therapeutisch einsetzt, emotional sehr belegt. Fragen nach „Persönlichkeitsveränderungen" oder „Gehirnwäschen" wurden

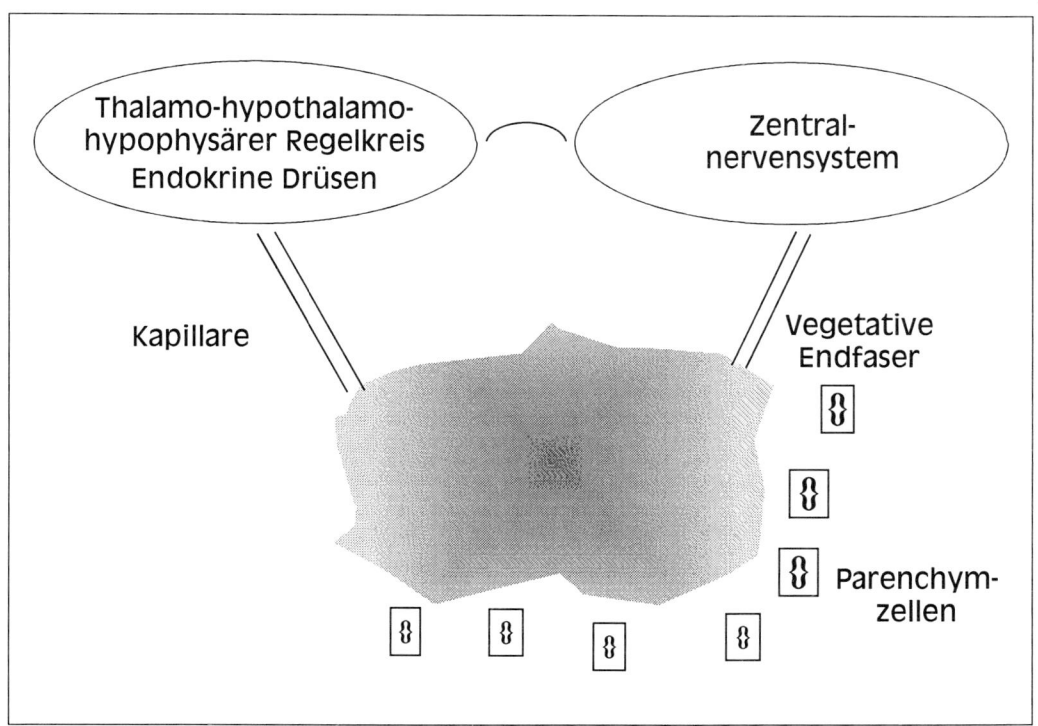

Abb. 10:

laut, und die Induktionstherapie wurde mit Abstand und mit großer Skepsis betrachtet.

Diese Zweifel konnten schnell beseitigt werden. Eine Studie am Klinikum der Albert-Ludwigs-Universität Freiburg kam zu dem eindeutigen Resultat, daß sich keinerlei Hinweise auf eine spezifische Beeinflussung der EEG-Muster nach einer Induktionstherapie ergaben. Unter der Leitung von Braune und Schwerbrock wurden fünf Probanden dem Schlafprogramm unterzogen. Die Studie war einfach-blind, randomisiert und placebo-kontrolliert. Wie erwähnt zeigte sich bei keiner der Versuchspersonen eine Veränderung im EEG. Die Bedenken, Strukturen des Gehirnes würden durch die Induktionstherapie behandelt, waren ausgeräumt. Allerdings war eine Arbeitsgrundlage weiter entfernt denn je.

Licht in das Dunkel kam, als die Fragestellung neu formuliert wurde. Nach dem Leitsatz:

„Ich therapiere nicht das Gehirn, ich therapiere <u>wie</u> das Gehirn"

kam im Sinne einer ganzheitlichen Regulationstherapie als Wirkareal der Induktionstherapie nur ein System in Frage, das bestimmte Krititerien zu erfüllen in der Lage war.

Diese Krititerien waren:

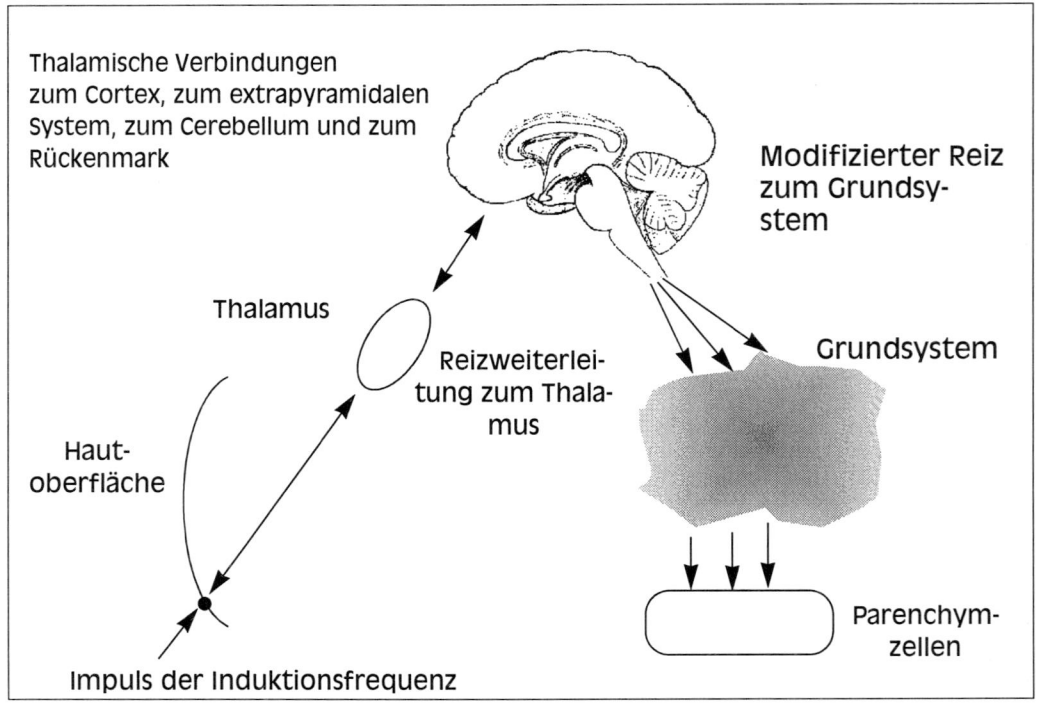

Abb. 11:

a) das System mußte die Voraussetzungen eines kybernetischen Regelkreises erfüllen

b) das System mußte ubiquitär sein (d. h. überall im Organismus vorhanden)

c) das System mußte in der Lage sein, Information aufzunehmen, zu speichern und/oder weiterzuleiten (Transmitterfunktion)

d) das System mußte sich gleichsam als Schnittstelle anderer Systeme repräsentieren (ZNS, Hormone, energetische Systeme)

e) das System mußte in der Lage sein, in Sekundenschnelle zu reagieren (nur so waren die teilweise auftretenden Sekundenphänomene erklärbar)

Bei Subsumierung dieser so unterschiedlichen Merkmale blieb letztendlich nur ein System, das all diesen Kriterien gerecht wurde – das in Kapitel 3 ausführlich behandelte Grundsystem nach Pischinger.

Als phylogenetisch sehr alte Struktur steht das Grundsystem in mittelbarer und unmittelbarer Verbindung zu den Steuerungszentren des Gehirnes, in erster Linie zum thalamo-hypothalamo-hypophysären Regelkreis. Jeder Impuls über die Hautoberfläche aber wird ebenfalls vom Thalamus

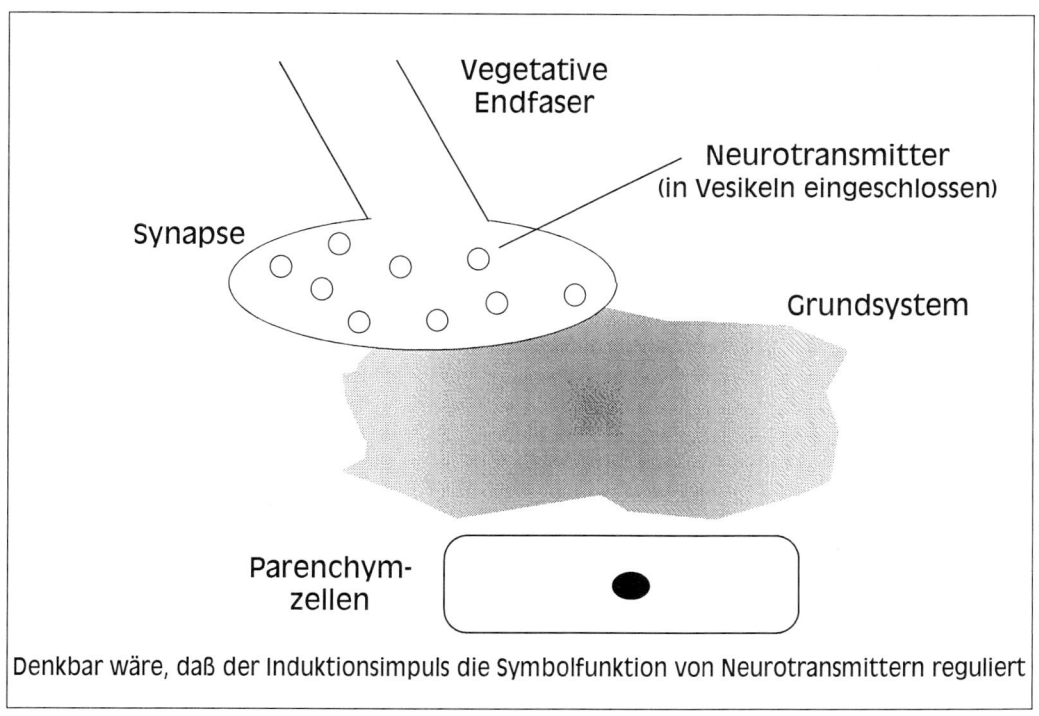

Denkbar wäre, daß der Induktionsimpuls die Symbolfunktion von Neurotransmittern reguliert

Abb. 12:

fläche aber wird ebenfalls vom Thalamus verantwortet, der alle sensorischen Reize registriert, bewertet und weiterleitet (siehe Kap. 8.4.1). Wenn die Annahme richtig ist, daß jedweder Krankheits- und jedweder Heilungsprozeß durch einen Impuls des Gehirns eingeleitet wird, so wird dieser Vorgang durch die Anwendung systemimmanenter Frequenzmuster in der Induktionstherapie letztendlich nachgeahmt. Dabei übernimmt das Grundsystem gleichsam die Vermittlerfunktion zwischen Cerebrum einerseits und Erfolgsorgan andererseits. Durch seine rheologischen und elektrophysikalischen Eigenschaften ist es in der Lage, einen zentralen Reiz umzusetzen und den physiologischen Informationsfluß von und zur Zelle zu gewährleisten.

Hierbei spielen sicherlich eine Vielzahl von humoralen und hormonellen Faktoren eine große Rolle. Hypothetisch ist durchaus denkbar, daß der Impuls der Induktionsfrequenz (der ja dem der Gehirnwellen gleicht) im Thalamus eine Bewertung erfährt. Der modifizierte Reiz wird weitergegeben und setzt eine Kaskade von Reaktionen in Gang, die in eine physiologische Reaktion des Grundsystems münden. Dies führt zu einer Regulierung seiner Eigenschaft, Information weiterzuleiten und die Versorgung der Zelle sicherzustellen. Die Induktionstherapie behandelt demnach nicht das Gehirn, sondern sie bedient sich lediglich gewisser Mechanismen, die unser „Biocomputer" seinerseits anwendet, um Heilungsvorgänge zu initiieren. Abb. 13 verdeutlicht dies.

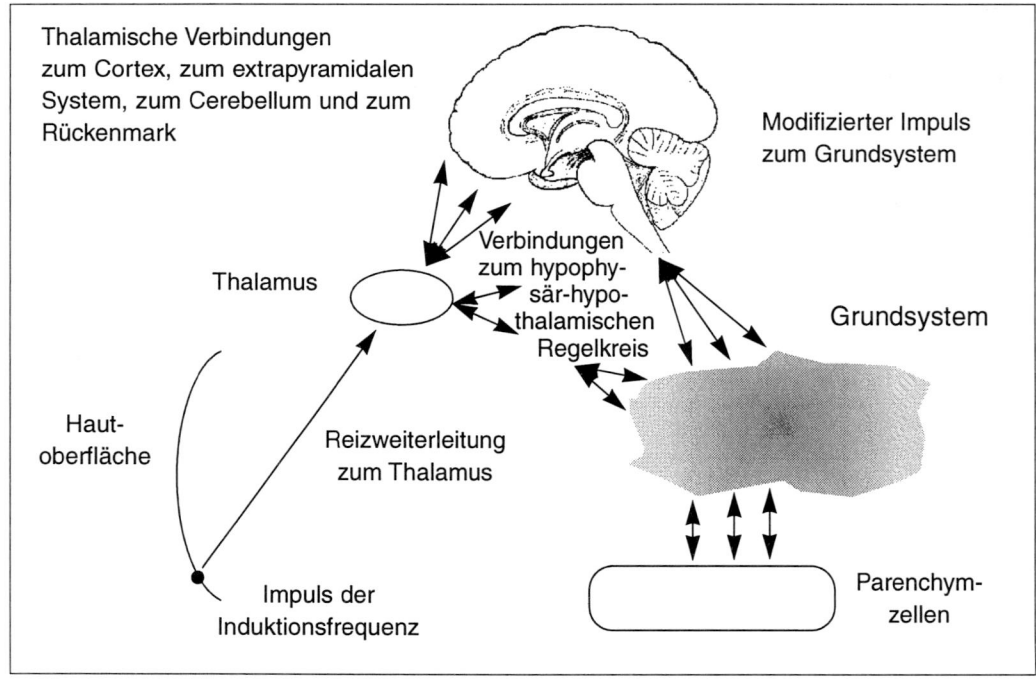

Abb. 13:

Es sei nochmals erwähnt, daß es sich hierbei um eine Hypothese handelt. Eine Hypothese jedoch, die Antworten liefert auf eine Vielzahl von Fragen und ein Fundament bildet, das ein Arbeiten mit der Induktionstherapie möglich macht. Zahlreiche Fakten stützen diese Überlegungen. Seien es die von Mandel registrierten Blutbildveränderungen (in erster Linie die Reduzierung der Blutfettwerte) oder seien es die Beobachtungen von Rademacher, der eindeutige pH-Wert-Verschiebungen im Urin von Patienten vor und nach einer Induktionstherpie feststellte. Dazu kommen die im nächsten Kapitel aufgeführten objektivierbaren Kriterien zur Untermauerung der These, daß es das Grundsystem ist, das dieser Behandlungsform seine Wirksamkeit verleiht.

4.1 Objektivierbare Überprüfungen

Jede Hypothese bedarf nach Möglichkeit einer objektiven Darstellung. Für die Induktionstherapie wurden drei Bereiche gewählt, die sich nach reiflicher Überlegung als besonders günstig herausgestellt haben. Es sind dies:

1. Decoder-Messungen
2. E-T-D -Bilder
3. Widerstandsmessungen

4.1.1 Decoder-Messungen

Die Messungen wurden durchgeführt mit dem D-F-M 722 der Fa. VEGA/Schiltach. Der Vorzug einer Decoder-Messung besteht darin, daß bei dieser Untersuchungsmethode unmittelbar die Reagibilität des Grundsystems registriert wird. Dem Organismus wird ein definierter Reiz angeboten, und die Kontrollschreibung dokumentiert die Reaktionsfähigkeit der mesenchymalen Strukturen.

Abb. 14 zeigt die Ausgangssituation

Abb. 15 verdeutlicht die Situation nach Anwendung des Ruheprogramms. Besonders eindrucksvoll sind die Veränderungen in den Ableitungen 1, 2 und 5. Sie dokumentieren eindeutig die neue Reaktionslage des Grundsystems.

4.1.2 E-T-D -Bilder (Energetische Terminalpunkt-Diagnose)

Bei der von Peter Mandel entwickelten E-T-D handelt es sich um ein informativ-energetisches Diagnoseverfahren, bei dem im Hochfrequenzfeld die Finger- und Zehenkuppen des Patienten photographisch dargestellt werden. Die daraus hervorgehenden Lumineszenzen bilden die Grundlage der topographischen und phänomenologischen Interpretation. Im Laufe der letzten Jahre entstand ein in sich schlüssiges und reproduzierbares Diagnosesystem, das durch Kontrollaufnahmen jederzeit die Beurteilung eines Therapieverlaufes gewährleistet.

Die Abbildungen 16 und 17 zeigen besonders deutlich die Reaktion nach spezifischer Programmauswahl. Ohne in Einzelheiten zu gehen, imponiert in Abb. 17 die Situation einer hormonellen Dysregulation

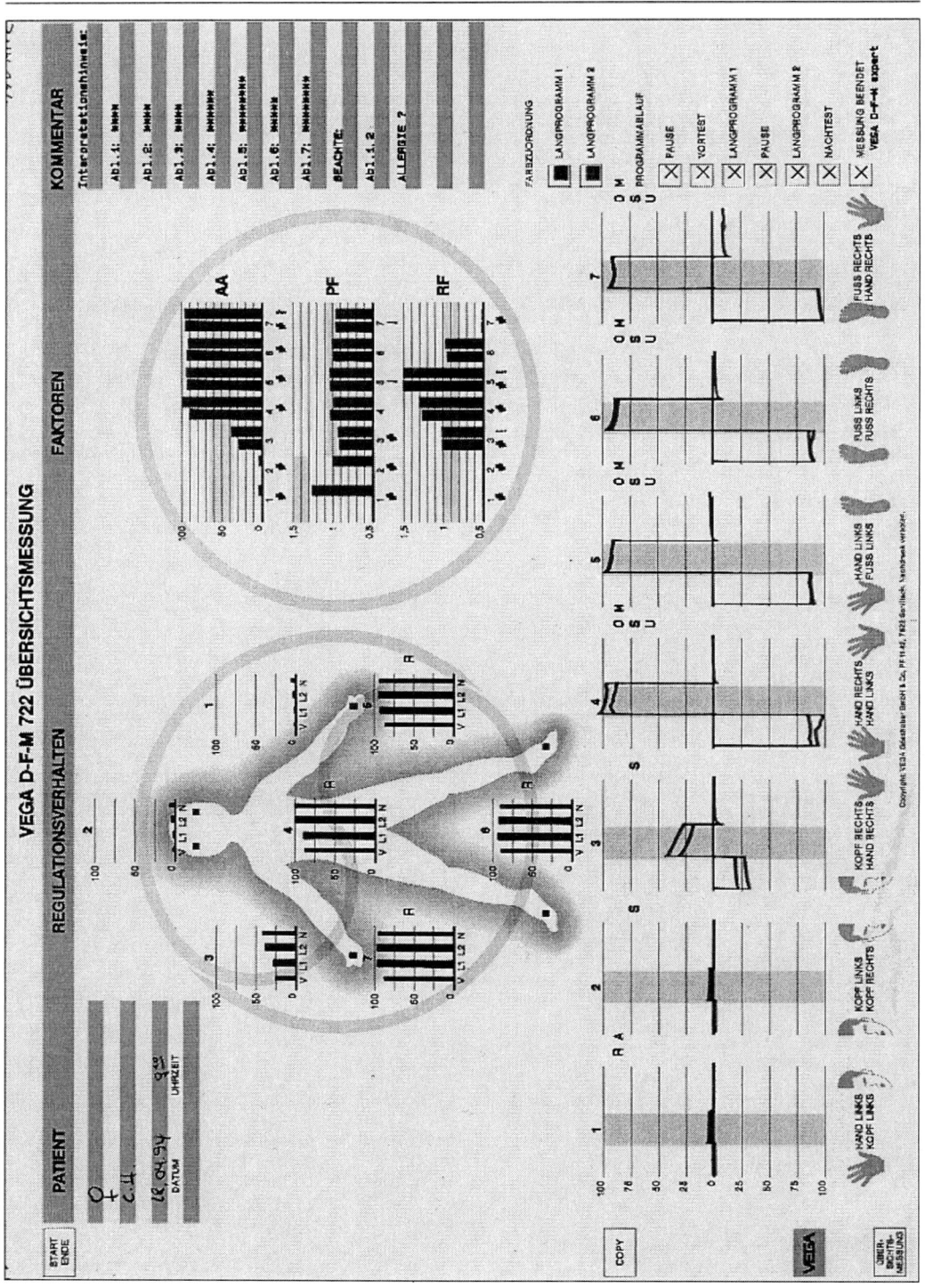

Abb. 14:

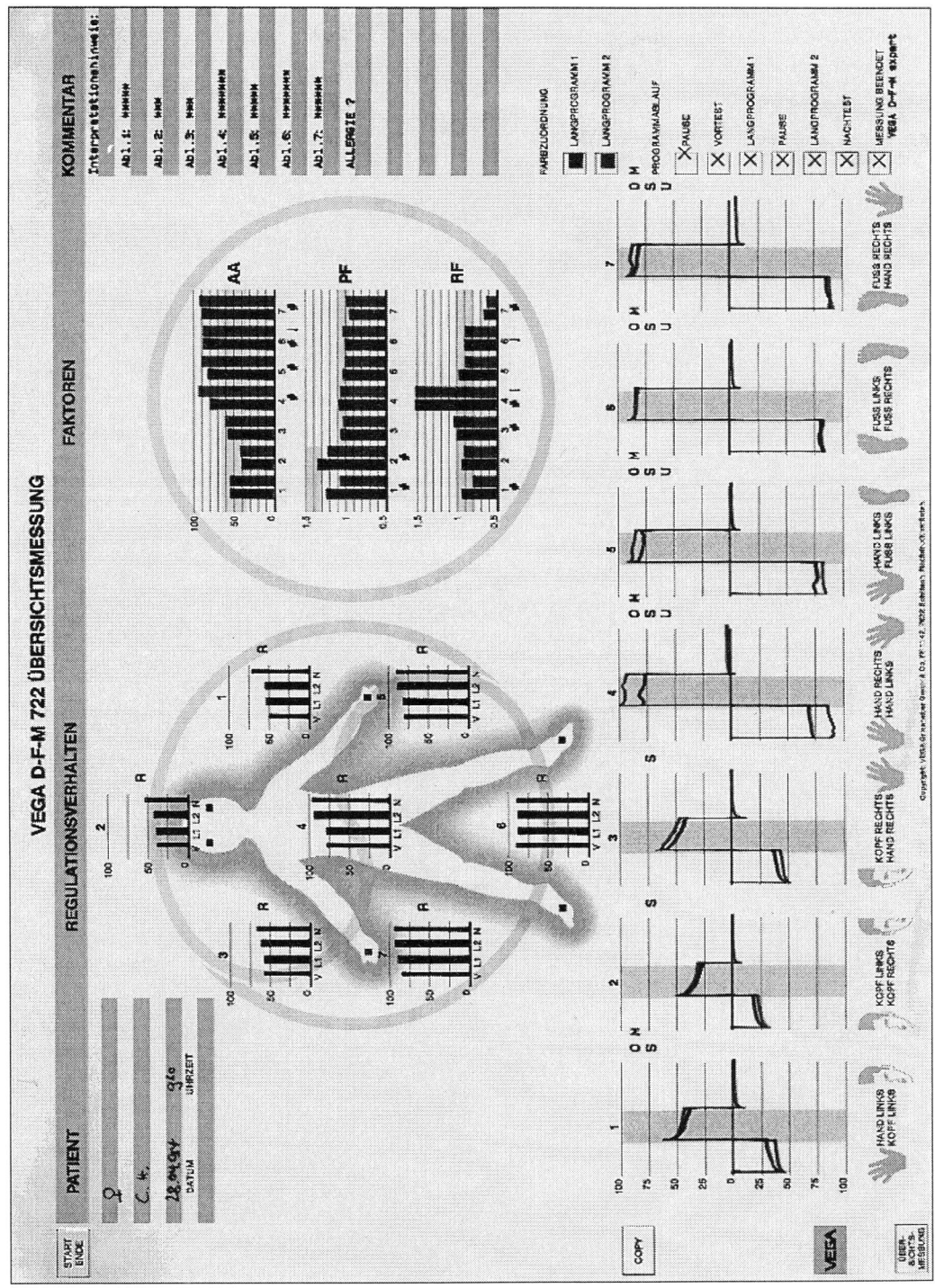

Abb. 15:

menballung der rechten Kleinzehe).

Abb. 17 dokumentiert die Reaktion nach Applikation des Streß-10-Programmes (das endokrine Regulationsstörungen ausgleicht; siehe Kap. 9.2.5). Auch hier wird deutlich, wie die in das Grundsystem integrierten informativen Energien durch die Induktionstherapie in Reaktion kommen.

4.1.3 Widerstandsmessungen

Die Widerstandsmessungen wurden am Zoologischen Institut der Universität München durchgeführt. Es wird ausdrücklich darauf hingewiesen, daß es sich um Selbstversuche handelte und keinerlei Experimente an Tieren durchgeführt wurden.

Ziel der Messungen war herauszufinden, ob der Ort der Applikation in der Induktionstherapie von Bedeutung ist. D.h., ob die Weiterleitung eines Signales im Organismus (Signal = Frequenz) in Abhängigkeit steht von der Körperzone, über der induziert wird. Kriterium bei diesen Untersuchungen war, herauszufinden, über welche Frequenzeingangspunkte ein Signal möglichst unverändert an einem festgelegten, weit entfernt liegenden Frequenzausgangspunkt abgenommen werden konnte.

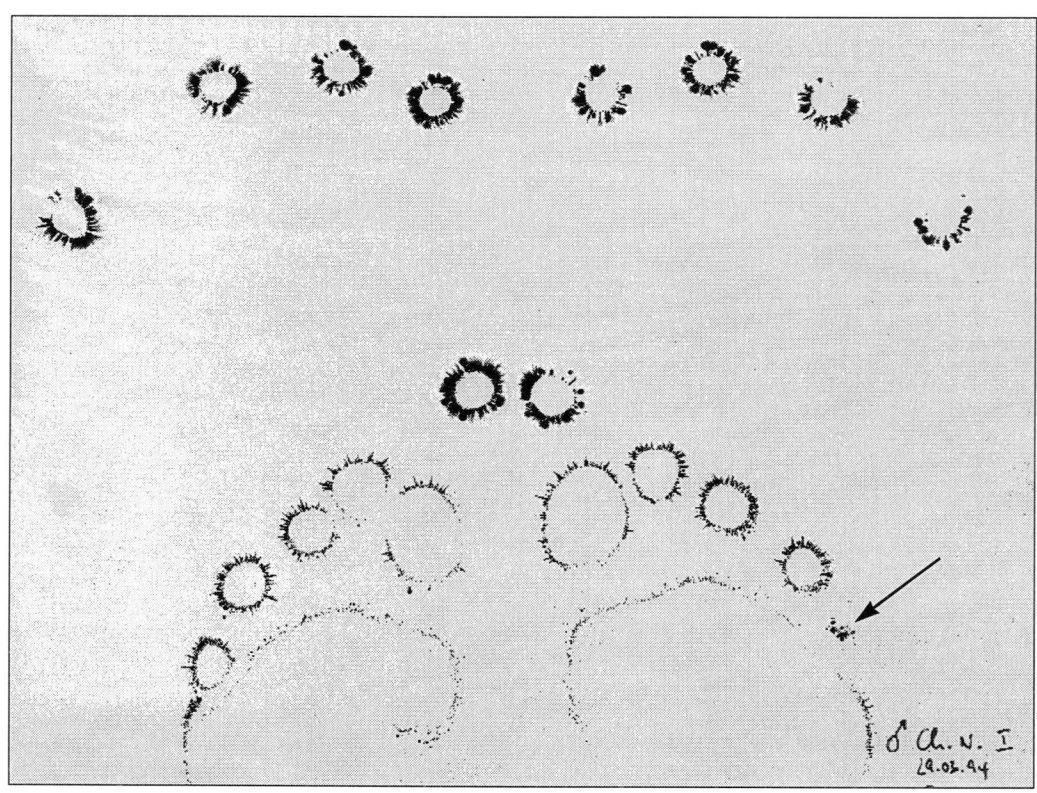

Abb. 16:

gangspunkt abgenommen werden konnte. Samt und sonders stellten sich Akupunkturpunkte als günstig heraus, in erster Linie Kopfpunkte und hier vor allem die Wellenpunkte der Induktionstherapie. Auch der von Köhler als „Fenster zum Grundsystem" bezeichnete Akupunkturpunkt 3E20 ließ die induzierte Frequenz nahezu unverändert durch den Körper passieren - ein weiterer Hinweis auf die Rolle des Grundsystems im Rahmen der Induktionstherapie. Die folgenden Abbildungen geben einen Überblick über die Meßresultate. Die Messung des Signalausganges erfolgte jeweils an einem fest definierten Punkt am Zeigefinger. Der Signaleingang wurde variiert. Gemessen wurde das Beta-Muster bei exakt 14Hz.

Abb. 18 zeigt das Frequenzbild des Induktiongerätes bei 14Hz.

Abb. 19 verdeutlicht die Veränderung des Signals bei einer Induktion am Fuß in der Nähe des Akupunkturpunktes Blase60. Frequenz und Amplitude am Ausgangsmeßpunkt weisen eine signifikante Abschwächung auf.

Anders bei Abb. 20. Hier erfolgte die Induktion über dem Akupunkturpunkt GG20,

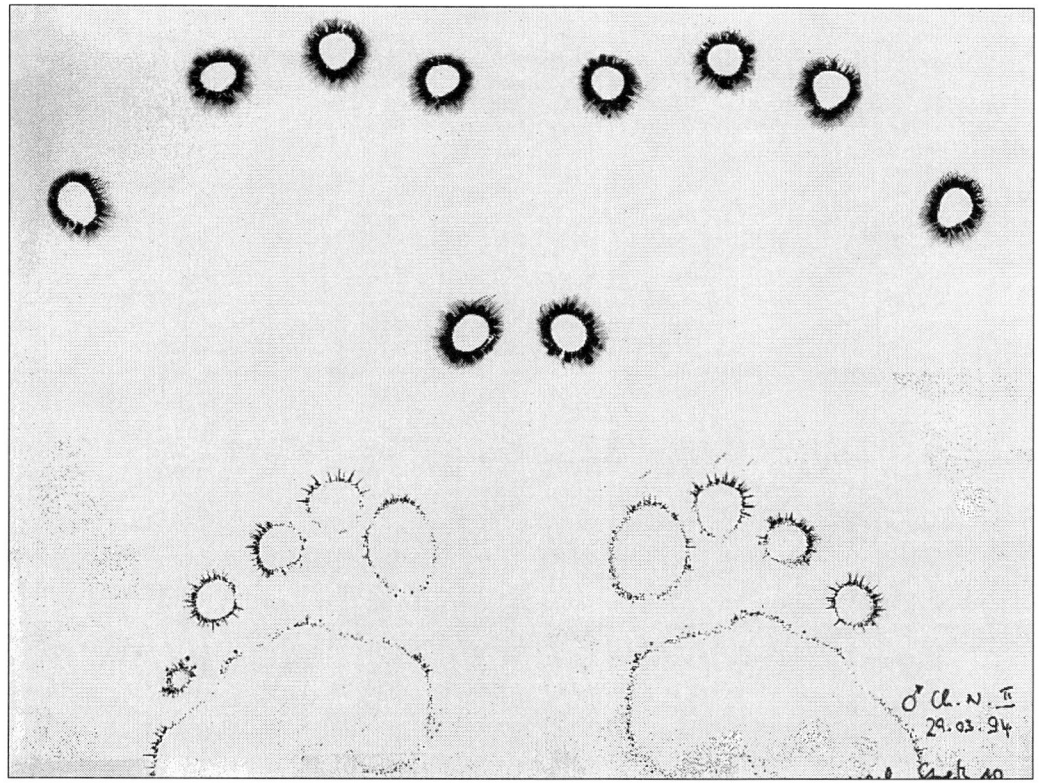

Abb. 17:

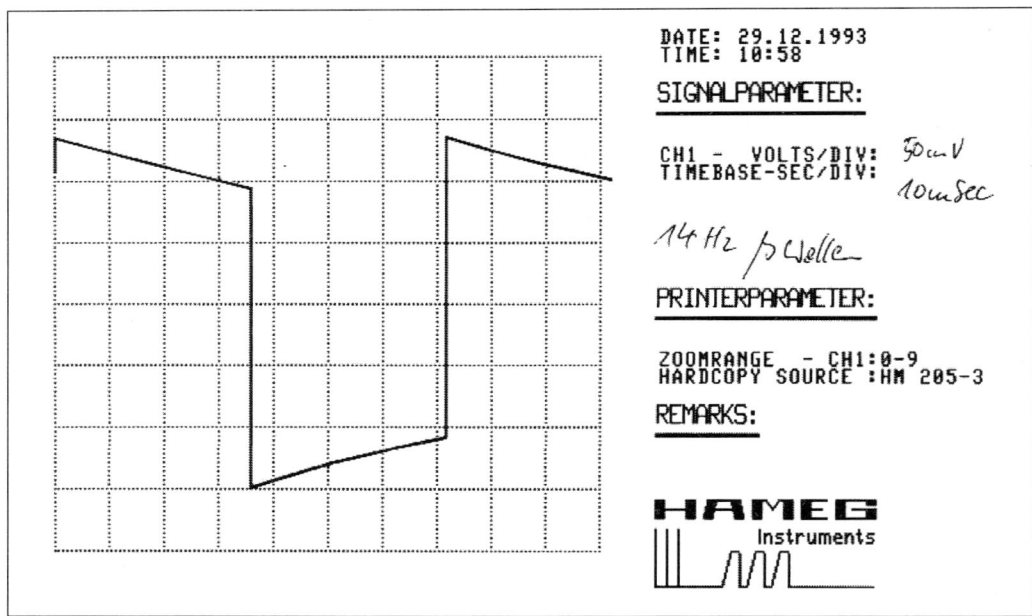

Abb. 18:

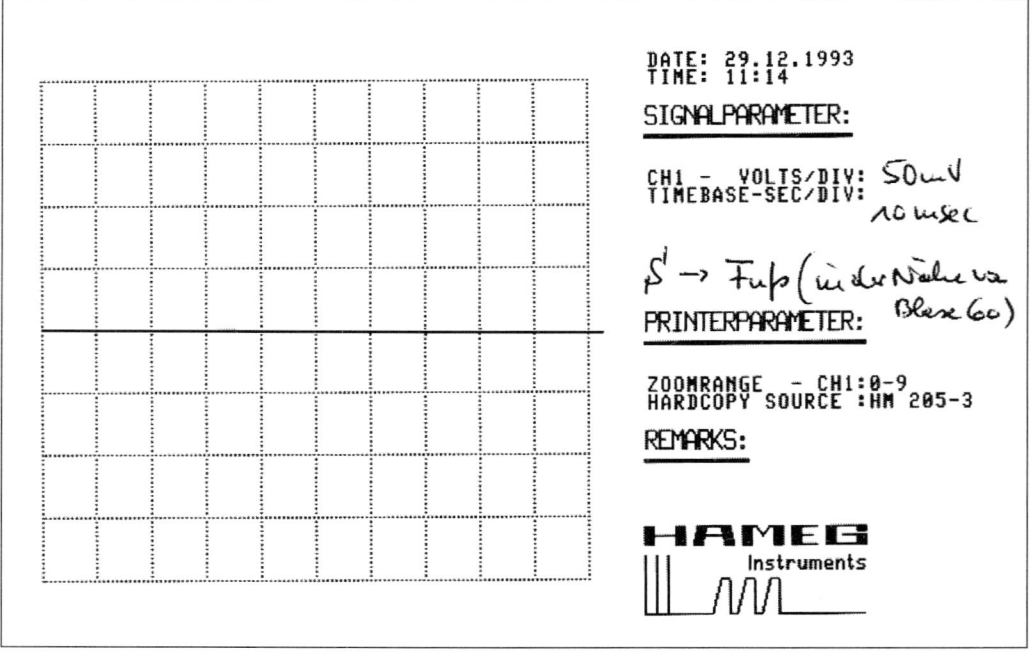

Abb. 19:

und obwohl Signaleingangs- und Signalausgangspunkt weit voneinander entfernt
liegen, bleibt die Frequenzstruktur weitgehend erhalten - eine Tatsache, die für die
am Experiment beteiligten Biologen recht
erstaunlich war.

Ähnlich verhält es sich bei Abb. 21 Hier wurde über dem bereits erwähnten Akupunkturpunkt 3E20, dem „Fenster zum Grundsystem", induziert. Amplitude und Flanken-
abfall verändern sich leicht, die Frequenz
jedoch passiert den Organismus nahezu
unverändert.

Abb. 22 unterstreicht die Bedeutung der
Ohrakupunkturpunkte. Hier erfolgte die
Induktion über dem Punkt 22 „Endokrinium". Das Frequenzmuster von 14Hz verän-
dert sich am Signalausgangspunkt kaum.

Zusammenfassend bleibt festzuhalten, daß
alle Anzeichen darauf hindeuten, daß als
Reaktionsfeld der Induktionstherapie nur
das Grundsystem nach Pischinger in Frage
kommt. Weitere Untersuchungen werden
notwendig sein, um dieser These noch fun-
dierteren Nachdruck zu verleihen. So sind
Experimente in Planung, die unter anderem das Verhalten der Clusterstrukturen
von Wasser während der Applikation von
Induktionsfrequenzen näher beleuchten.
Der momentane Stand der Dinge ist bereits
recht ermutigend. Es bleibt zu hoffen, daß
die Induktionstherapie damit von dem Vor-
urteil befreit ist, sie nehme direkten Einfluß
auf Struktur und/oder Funktion des Gehirnes.

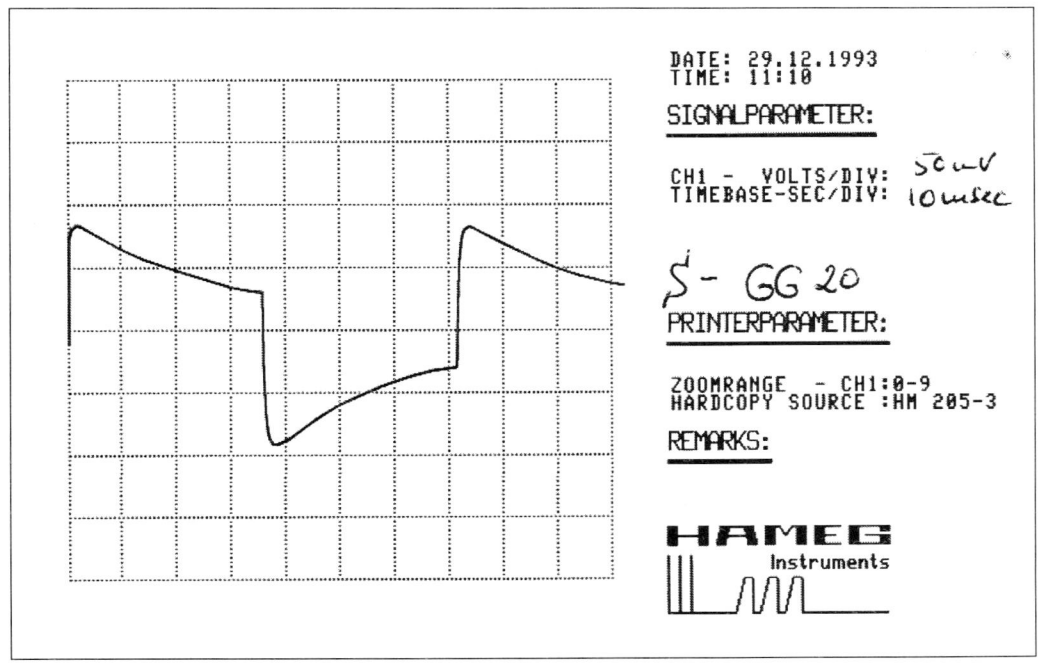

Abb. 20:

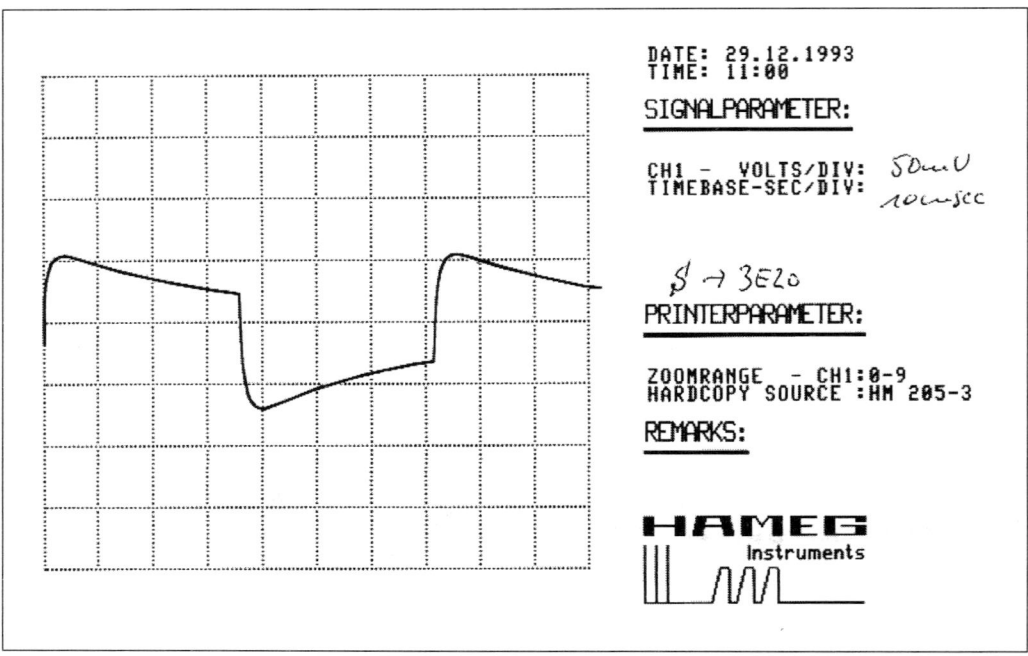

Abb. 21:

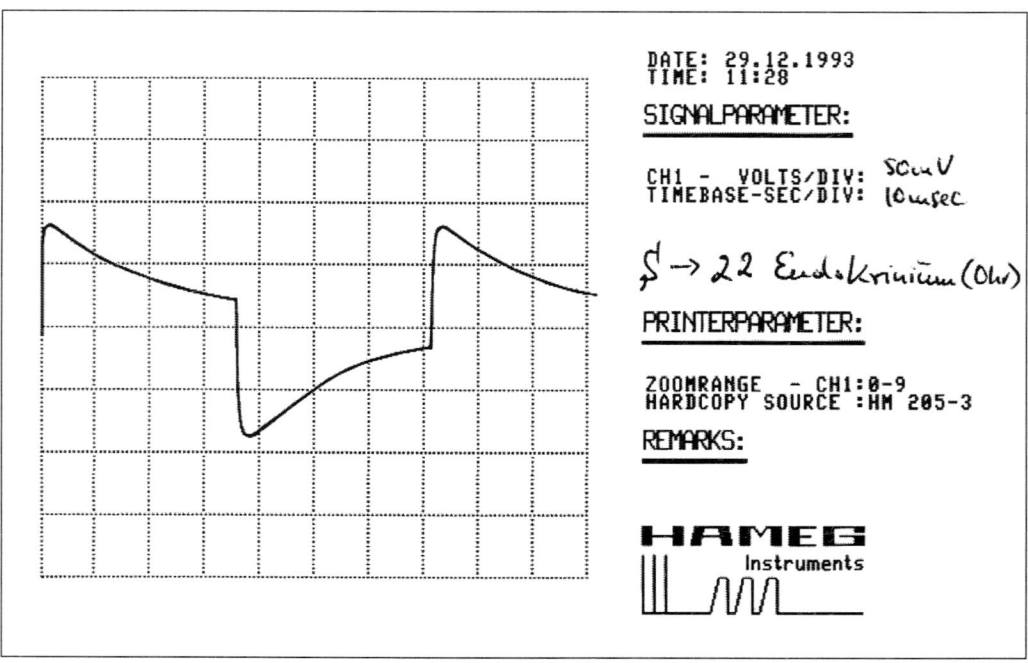

Abb. 22:

5. Die Funktionskreise nach Gleditsch

Mittlerweile nicht mehr bestreitbar ist die Tatsache, daß das Energiefeld des Menschen bei der Entstehung von Krankheit bzw. der Erhaltung von Gesundheit eine entscheidende Rolle spielt. Vor mehr als 5000 Jahren wurde in China das Prinzip der fünf Wandlungsphasen entwickelt, das eine der philosophischen Grundlagen der Akupunkturlehre darstellt und in geradezu großartiger Weise den Menschen in sich selbst, seiner natürlichen Umwelt und seinen kosmologischen Beziehungen verkörpert. Im Denkansatz holistisch und von Symbolen und Analogien geprägt, blieb diese Medizin westlichen Ärzten und Therapeuten lange Zeit verschlossen und führte das Mauerblümchendasein des Mystischen. Erst andere Modellvorstellungen innerhalb der Naturwissenschaften, vor allem der Biologie und der (Quanten-)Physik, führte, wie Riedweg es ausdrückt, zum „Wandel des Denkens" - leider zuletzt in der Medizin. Und auch wenn die Errungenschaften eines Kulturkreises nur mit Mühe auf einen anderen zu übertragen sind, sind Übereinstimmungen und Konvergenzen beider „Medizinwelten" zwischenzeitlich nicht mehr zu übersehen.

Einen wesentlichen Beitrag hierzu leistete Dr. Jochen Gleditsch. Sein Verdienst ist es, in mühevoller Kleinarbeit eine Synthese zwischen westlicher Analytik und östlicher Metaphysik geschaffen zu haben. Er hat es verstanden, die schwer zugängliche Materie der östlichen Medizinphilosophie in ein Gewand zu kleiden, das es auch rationalen Geistern erlaubt, sich zumindest kritisch mit der Thematik auseinanderzusetzen. Als Aspekt der fünf Wandlungsphasen entstanden die fünf Funktionskreise - in sich schlüssige Regulationssysteme, die eine ganzheitliche Sicht des Organismus Mensch gewährleisten. Die Betrachtung anatomischer und organischer Strukturen tritt in den Hintergrund zugunsten der Beschreibung funktioneller Zusammenhänge. Unter kybernetischen Gesichtspunkten entsteht ein anderes Funktionsmodell des Organismus, ein Modell, wie es z.B. in Bereichen der Technik längst akzeptiert ist.

Danach wird jeder Aspekt eines Funktionskreises als Bestandteil ein und derselben Wesenheit betrachtet, der sich lediglich auf unterschiedlichen Ebenen repräsentieren kann.

Namensgeber und integraler Bestandteil eines jeden Funktionskreises sind jeweils ein zusammengehöriges Organpaar, wobei eines den Aspekt des Yang, das andere den Aspekt des Yin vertritt (Hohlorgane entsprechen dem Yang, Parenchymorgane dem Yin). In Anlehnung an die Wandlungsphasen der traditionellen chinesischen Medizin erhält jeder Funktionskreis charakteristische Analogien, die, wie erwähnt, untereinander eine funktionelle Einheit bilden. Jedem Funktionskreis sind zugeordnet:

- ein Yang-Organ
- ein Yin-Organ
- weitere Organbezüge
- eine Jahreszeit
- ein oder mehrere Wirbelsäulensegmente
- ein oder mehrere Gelenke
- ein Lymphareal im Kopfbereich
- ein oder mehrere Zähne (Odontone)
- ein Sinnesorgan
- ein spezifisches Gewebe
- ein psychisches Korrelat
- und vieles mehr

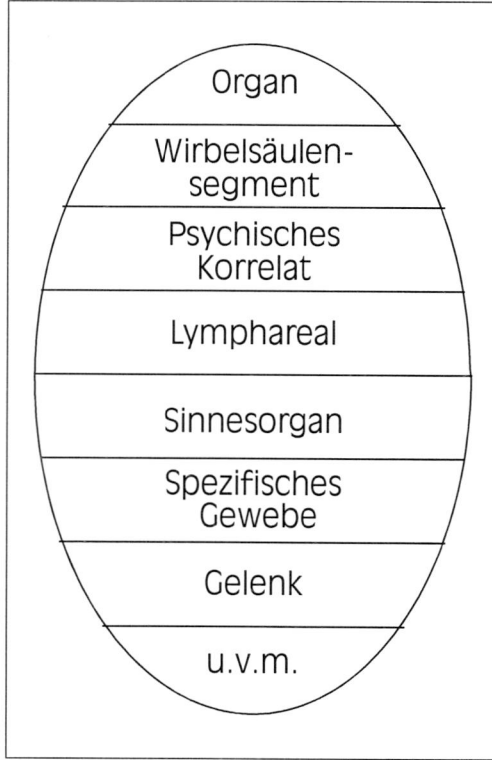

Organ

Wirbelsäulen-
segment

Psychisches
Korrelat

Lymphareal

Sinnesorgan

Spezifisches
Gewebe

Gelenk

u.v.m.

Abb. 23:

Zum besseren Verständnis der im Anschluß behandelten Funktionskreise noch einige Vorbemerkungen.

Viele der Analogien innerhalb eines Funktionsbildes ergeben sich aus dem Verlauf der zugehörigen Akupunktur-Meridiane. Dies gilt insbesonders für die artikulären Zuordnungen, wobei hier des öfteren die Schwierigkeit entsteht, daß mehrere Meridiane über ein Gelenk ziehen. Allein das Ellbogengelenk verteilt sich auf vier dieser Energieleitbahnen (Herz, Dünndarm, Lunge, Dickdarm), so daß zwei Funktionskreise berücksichtigt werden müssen. Hier ist eine genaue Differenzierung und ein Abgleich mit anderen, dem Funktionsbild zugeordneten Strukturen nötig.

Hierbei spielen die sog. *Funktionsschlüssel* eine herausragende Rolle. Funktionsschlüssel sind die dem jeweiligen Funktionskreis zugehörigen Sinnesorgane sowie das entsprechende spezifische Gewebe. So werden dem Funktionskeis Niere/Blase das Ohr und die Knochen zugeschrieben, dem Funktionskreis Leber/Galle das Auge sowie Muskeln und Sehnen, dem Funktionskreis Lunge/Dickdarm die Nase und Haut und Haare. Zum Funktionskreis Milz-Pankreas/Magen gehören die Lippen und das Bindewebe, und zum Funktionskreis Herz/Dünndarm schließlich die Zunge sowie Blut und Gefäße.

Des weiteren ist für Nichtzahnärzte die Einteilung und Bezeichnung der Zähne von Bedeutung.

In der Zahnmedizin wird die Mundhöhle in vier Quadranten unterteilt. Der 1.Quadrant ist, vom Patienten aus gesehen, rechts oben.

Daran schließt sich links oben der 2. Quadrant an. Der 3. Quadrant befindet sich links unten, und der 4. Quadrant schließlich rechts unten. Nachfolgende Graphik verdeutlicht dies.

Schließlich wird jeder Zahn mit einer Doppelzahl genau markiert. Hierbei benennt die erste Ziffer den Quadranten, die zweite Ziffer den entsprechenden Zahn von 1 bis 8. So bezeichnet die Ziffer 27 den 7. Zahn im 2. Quadranten, also links oben. 43 ist ein anderer Ausdruck für den 3. Zahn im 4. Quadranten, demzufolge rechts unten. Auch hierzu eine graphische Darstellung.

Aus dem System der Funktionskreise ergibt sich, daß Zähne Wechselwirkungen eingehen mit zum Teil weit entfernten Organen. Dies gilt auch, wenn ein Zahn extrahiert wurde. Diese Tatsache führte häufig zu Verwirrungen und zu sprachlichen Verständigungsproblemen.

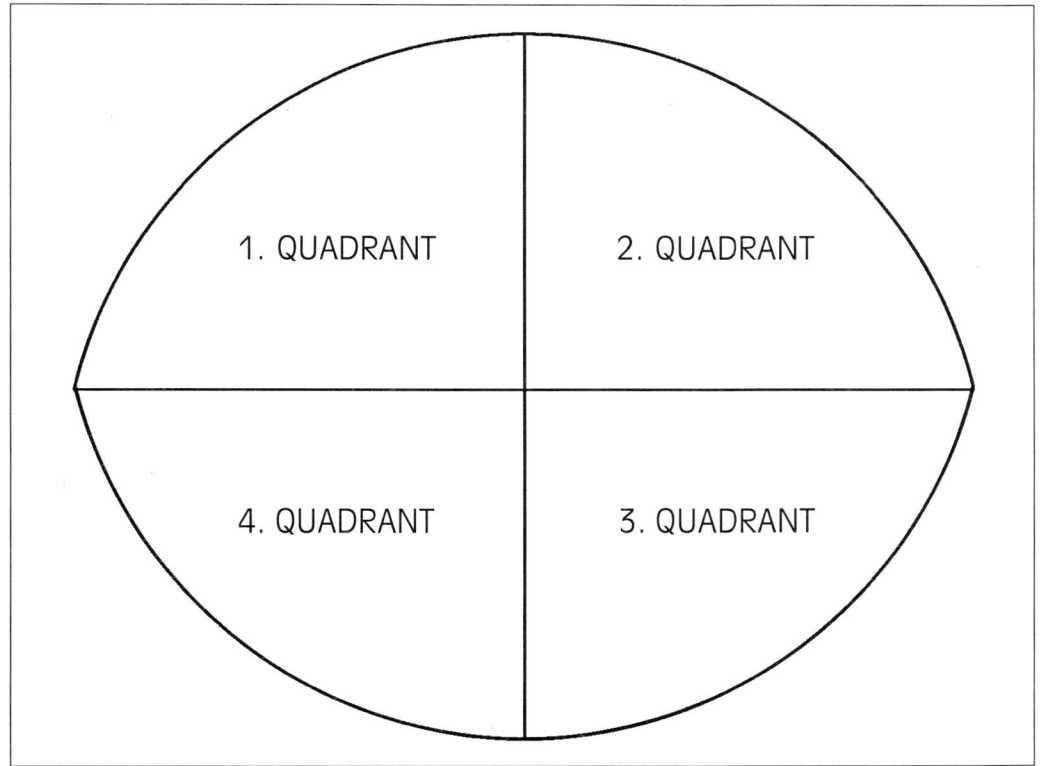

Abb. 24: Quadranteneinteilung in der Zahnmedizin (vom Patienten aus gesehen)

Es ist deshalb bedeutsam darauf hinzuweisen, daß nicht nur ein Zahn als solcher Störfeldcharakter annehmen kann, sondern der gesamte den Zahn tragende Bereich, also auch Zahnfleisch und Kieferknochen.

Die Zahnmedizin spricht von Zahnfächern.

In Anlehnung an Adler und Sollmann wird in der energetischen Medizin ein solcher Bereich als Odonton bezeichnet.

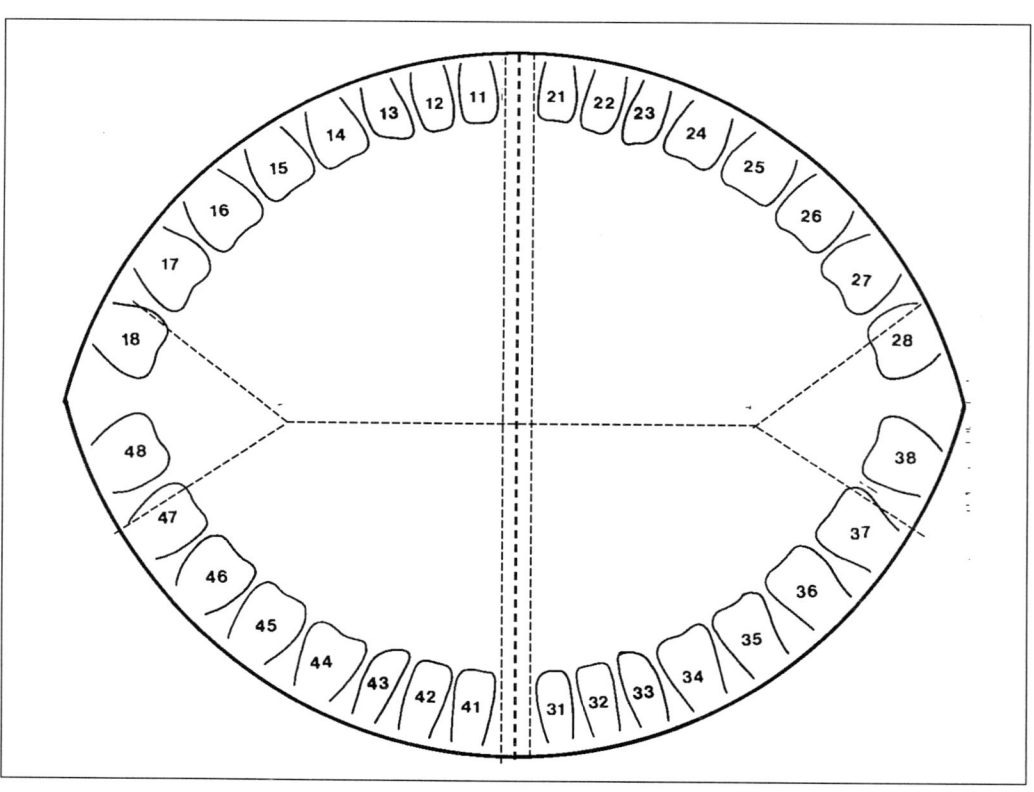

Abb. 25:

5.1 Der Funktionskreis Niere/Blase

Der Funktionskreis Niere/Blase entspricht der Wandlungsphase „Wasser" sowie der kalten Jahreszeit, dem „Winter". Beides symbolisiert das Fließen einerseits, die Erstarrung und Verhärtung andererseits. Und so ist dieses Funktionsbild geprägt von Begriffen wie Stabilität, Sicherheit, Vertrauen und Beständigkeit. Werden diese Inhalte im Laufe des Lebens nicht realisiert, so schlagen sie um in Angst, Schrecken und Ich-Bedrohung - die psychischen Korrelate zum Funktionskreis Niere/Blase.

Aus der Stabilität ergibt sich als einer der beiden Funktionsschlüssel die spezifische Gewebeart des Funktionskreises - die Knochen und das Skelett. Den zweiten Funktionsschlüssel bildet als zugeordnetes Sinnesorgan das Ohr - sowohl das innere wie auch das äußere Hören. In der chinesischen Medizin gilt das Ohr als „Öffner" der Wandlungsphase Wasser.

In der Mundhöhle repräsentiert sich der Funktionskreis Niere/Blase über die oberen und unteren Schneidezähne, also die Odontone 11, 12, 21, 22, 31, 32, 41, 42. Darüberhinaus wird der gesamte Retromolarbereich mit dem Funktionbild in Verbindung gebracht, eine Tatsache, die ihm in der Praxis eine besondere Bedeutung verleiht. Häufige Tonsilltiden oder Otitiden in der Kindheit dokumentieren sich hier als energetische Störfelder - eine Tatsache, der in der Naturheilkunde seit jeher Rechnung getragen wird.

Aus dem psychischen Korrelat des Funktionskreises ergibt sich das zugehörige Gelenk, die Rückseite des Knies. Auch die Psychologie spricht bei Kniebeschwerden von der „Angst, den nächsten Schritt zu tun", und so werden auch hier Analogien deutlich.

Nicht nur die Funktionen von Niere und Blase werden in den Funktionskreis einbezogen, sondern auch die des gesamten Urogenitalbereiches. So prägen Prostata und Hoden beim Mann das Funktionsbild ebenso wie Uterus und Ovarien bei der Frau.

Wie eingangs erwähnt, wird jedem Funktionskreis auch eine Höhle des Kopfes zugeordnet. Aus dem Verlauf des Blasen-Meridianes geht hervor,daß dies beim Funktionsbild von Niere und Blase die Stirnhöhle ist. Die Zugehörigkeit der Wirbelsäulenabschnitte ergibt sich aus den Segmentbeziehungen, den sog. Head'schen Zonen. So werden dem Funktionskreis Niere/Blase die Bereiche L2,3 sowie S3,4 und 5 zugeschrieben.

Von ganz besonderer Bedeutung ist die Zuordnung der Lymphe zum Funktionskreis Niere/Blase.

Seit jeher gilt die Lymphe als „Schnittpunkt" zwischen Bewußtsein und Unbewußtsein. Vor allem aus diesem Grund leben in erster Linie Kinder ihr Seelenleben lymphatisch aus. Sie sind tagtäglich gefordert, äußere Gegebenheiten in ihr Bewußtsein zu integrieren. Gelingt dies nicht, reagieren sie

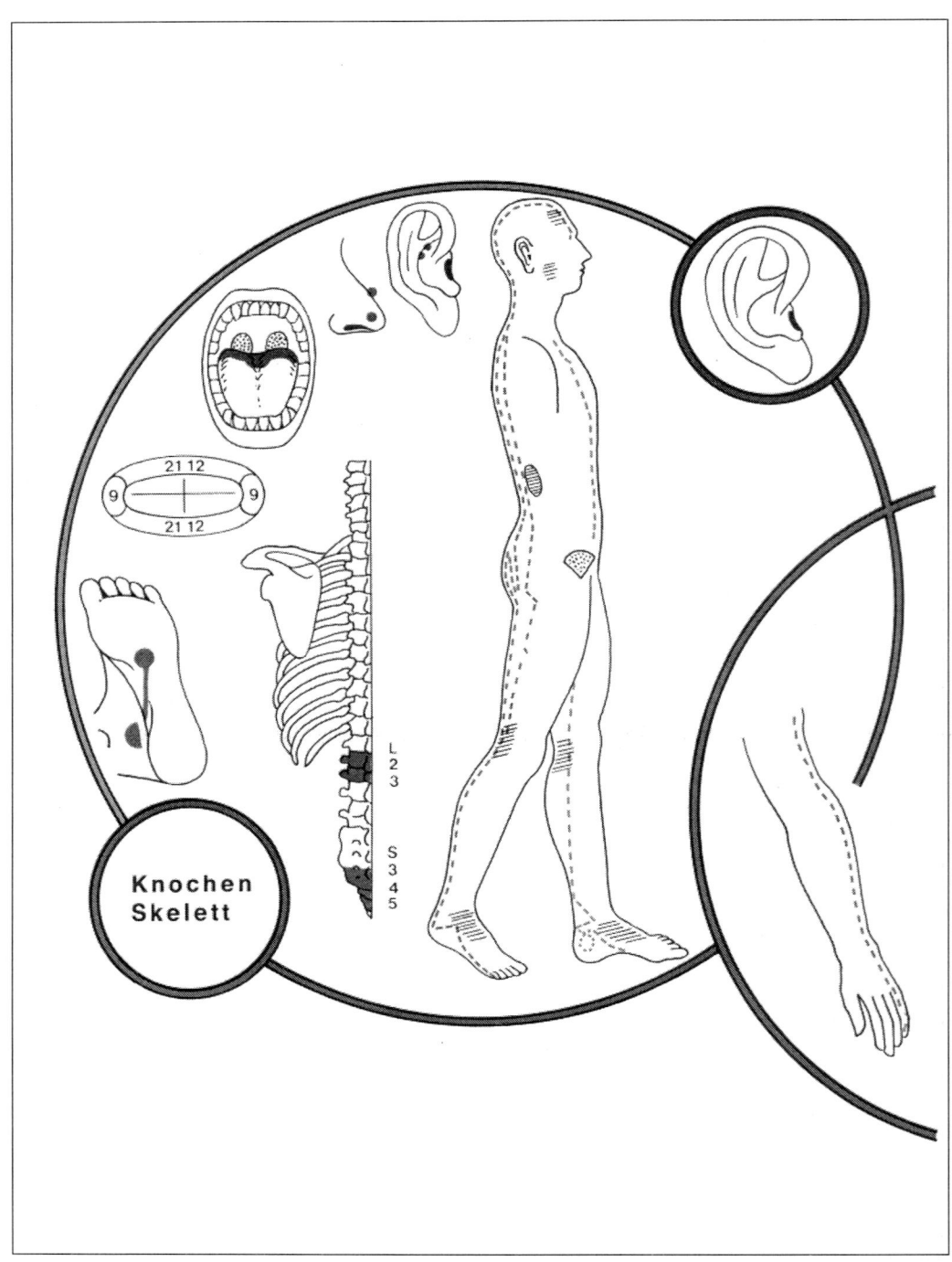

Abb. 26: Nieren-Blasen-Funktionskreis

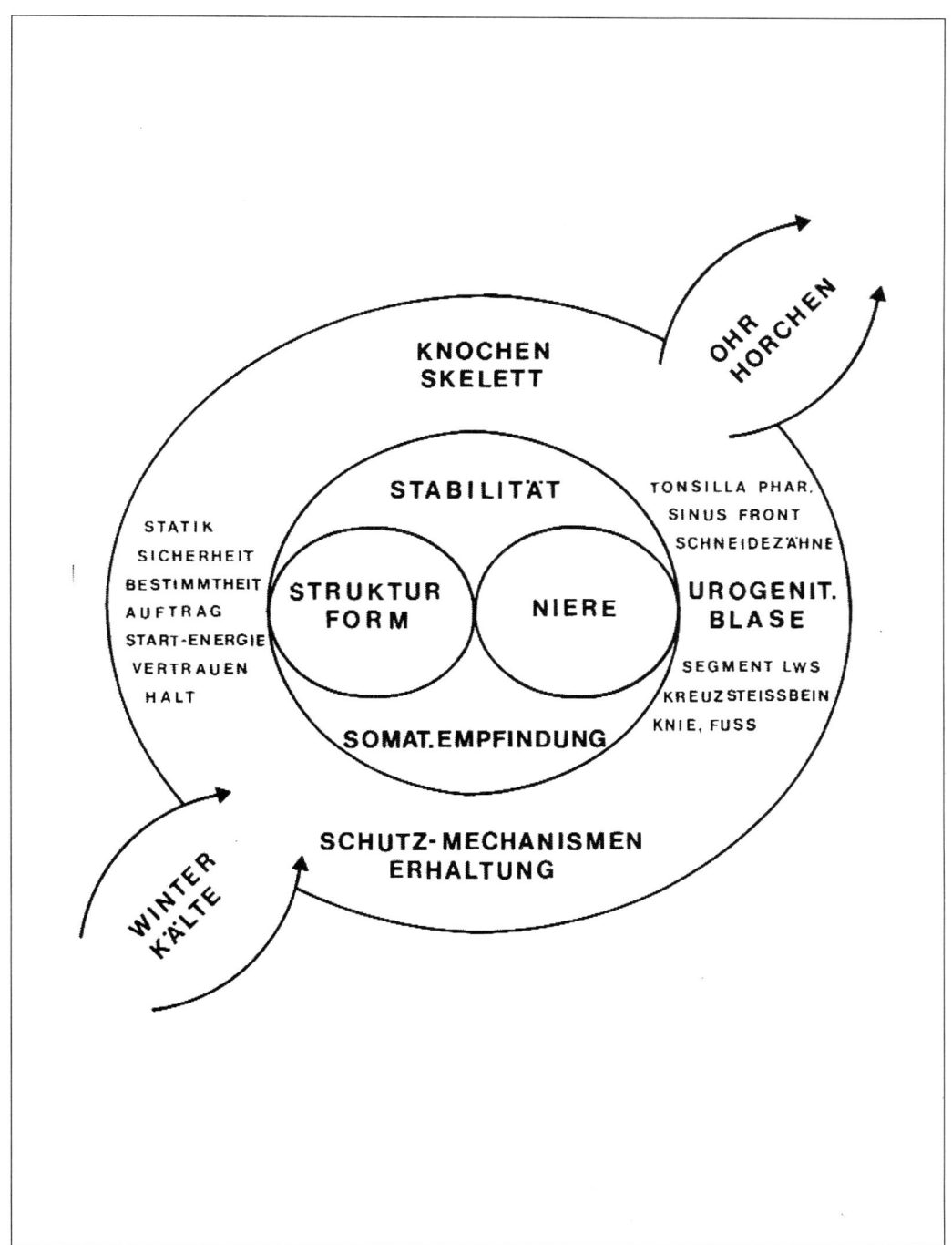

Abb. 27: Erweitertes Funktionsbild „Niere". Die Grafik bezieht außer den somatischen und jahreszeitlich-klimatischen Faktoren auch die dem Funktionskreis zuzuordnenden Funktionsbegriffe und psychischen Qualitäten ein.

über lymphatische Strukturen. Tonsillitiden, Appendicitiden und andere Erkrankungen des Lymphsystems sind die Folge und über den Funktionskreis Niere/Blase zu therapieren. Weitere Zuordnungen ergeben sich aus nebenstehender Graphik.

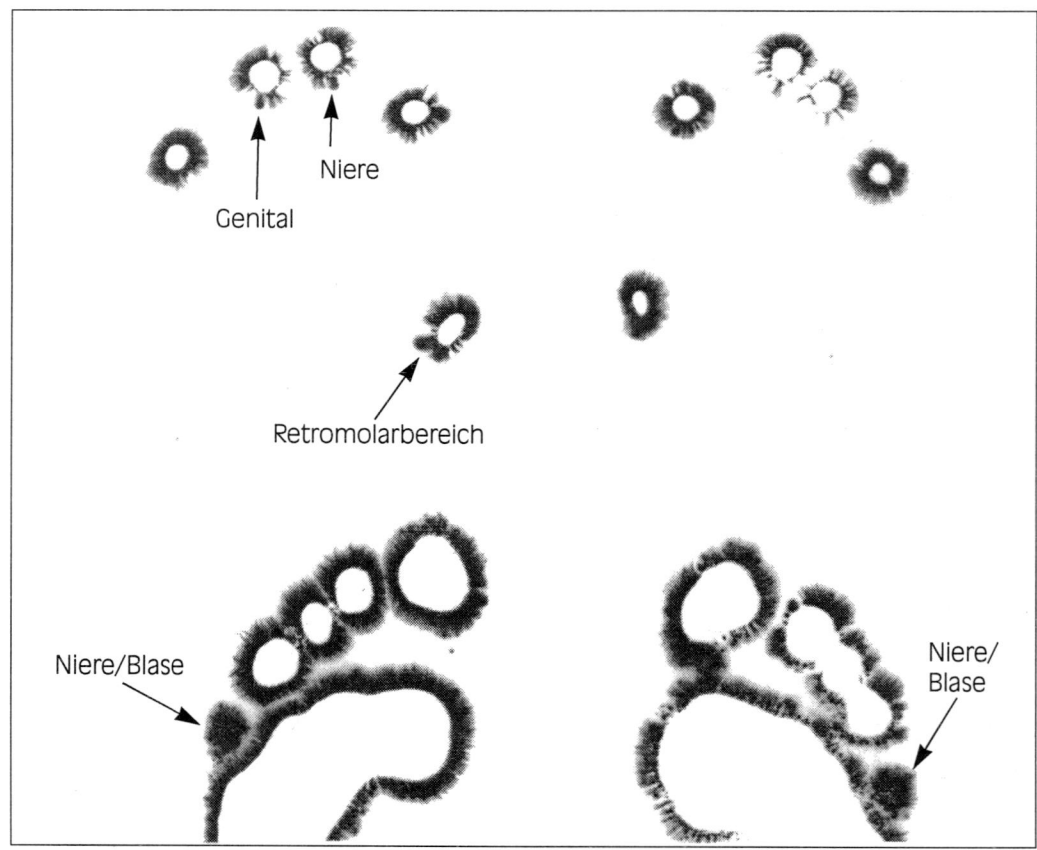

Abb. 28:

Funktionskreis	Niere	Leber	Lunge	Milz/Pankreas	Herz
zugehöriges Hohl-organ	Blase	Gallenblase	Dickdarm	Magen	Dünndarm
weitere Organbezüge	männl u. weibl. Urogential-organe	Hepar Vesica fellea Duct. bilif.	Nebenhöhlen Bronchien Colon	Lippen Oropharynx Larynx, Mamma	Duodenum Jejunum Ileum
Wirbelsäulen segmente	L 2, 3 S 4, 5 Co	Th 8, 9, 10	C 5, 6, 7 Th 2, 3, 4 L 4, 5	Th 11, 12 L 1	C 8 Th 5, 6, 7 S 1, 2, 3
Gelenke	Fuß Knie (hinten)	Hüfte Knie (vorn)	Schulter Arm Ellenbogen	Knie (vorn)	Schulter Arm Ellenbogen
Lymphgebiet (Kopf)	Tonsilla pharyngea	Tonsilla palatina	Lymphgebiet der Tuba auditiva	Larynx Lymphgebiet	Tonsilla lingualis
Nebenhöhle	Sinus frontalis	Sinus sphenoidalis	Sinus ethmoidalis	Sinus maxillaris	Mittelohr Mastoid
Funktionsschlüs-sel	Ohr	Auge	Nase	Lippen	Zunge
a) Sinnes-funktion „Öffner"	Horchen Perzeption	Schauen Akkomodation	wittern Lektion	be-greifen Konfrontation	sich offenbaren Kommunikation
b) spezifisches Gewebe	Knochen	Muskeln Sehnen	Haut Haare	Bindegewebe	Gefäße
Schlüssel-funktion	Statik halten	Dynamik sich regen	Permeabilität zulassen	Kontakt aufschließen	Identität eins-sein
somatisch	Stabilität Festigkeit	Motorik Spannkraft	Exspirium Inspirium	Analyse Integration	Belebung Ausstrahlung
psychisch	Sicherheit Rückhalt	Flexibilität Anpassung	Austausch Kreativität	Erkennen Synthese	Freude Harmonie

Abb. 29: Zusammenfassung somatischer und psychischer Inhalte der Funktionskreise

5.2 Der Funktionskreis Leber/Galle

Der Funktionskreis Leber/Galle entspricht der Wandlungsphase „Holz" sowie der Jahreszeit des „Frühlings"

Der Frühling vertritt die aktive, dynamische Seite des Lebens, und so ist das Funktionsbild geprägt durch Begriffe wie Spannkraft, Elastizität und Unruhe.

Daraus ergeben sich die beiden Funktionsschlüssel - Auge sowie Muskeln und Sehnen. Bei beiden wird das Prinzip des Funktionskeises Leber/Galle deutlich - Aktivität und Dynamik sowie Kontakt und Bewegung im Außen.

Über das Hormon Melatonin steht der Funktionskeis in Verbindung zur Epiphyse und damit zur Emotion (siehe Kap. 8.4.5.). Nach dem Prinzip der Dynamik äußert sich diese Emotion meist in heftigen Gefühlswallungen, und so bilden Zorn und Ärger das psychische Äquivalent zum Funktionskreis. Auch hier werden Analogien zum Volksmund deutlich. Begriffe wie „mir geht die Galle hoch" oder „mir ist eine Laus über

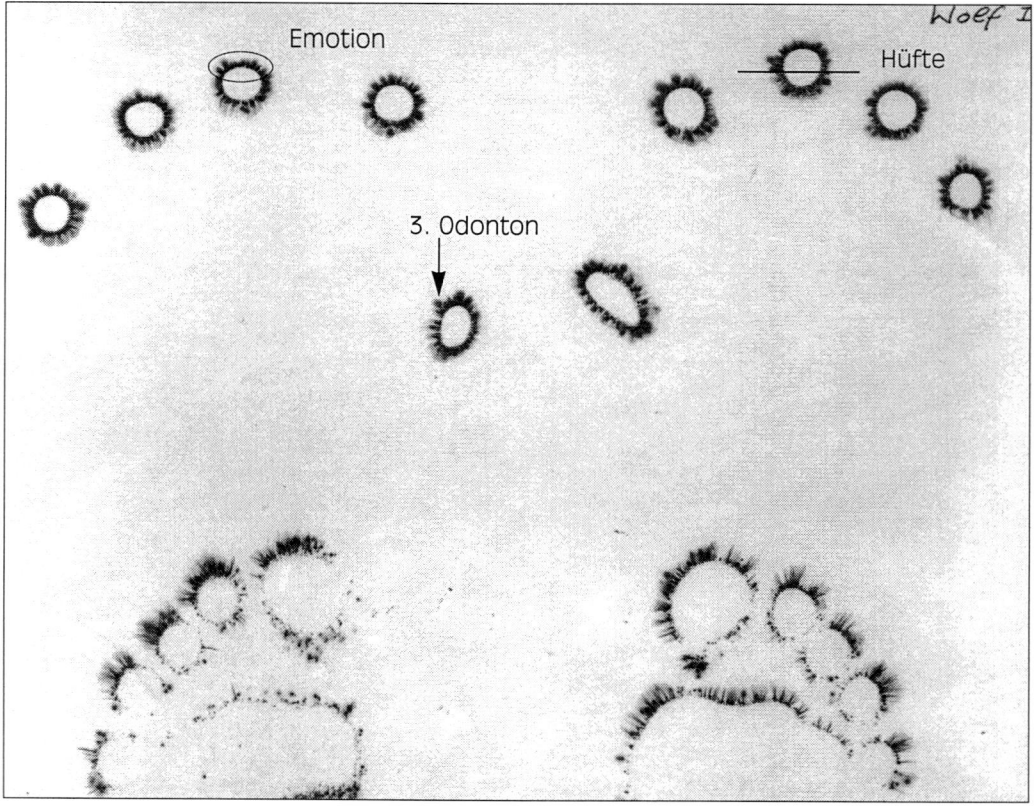

Abb. 32:

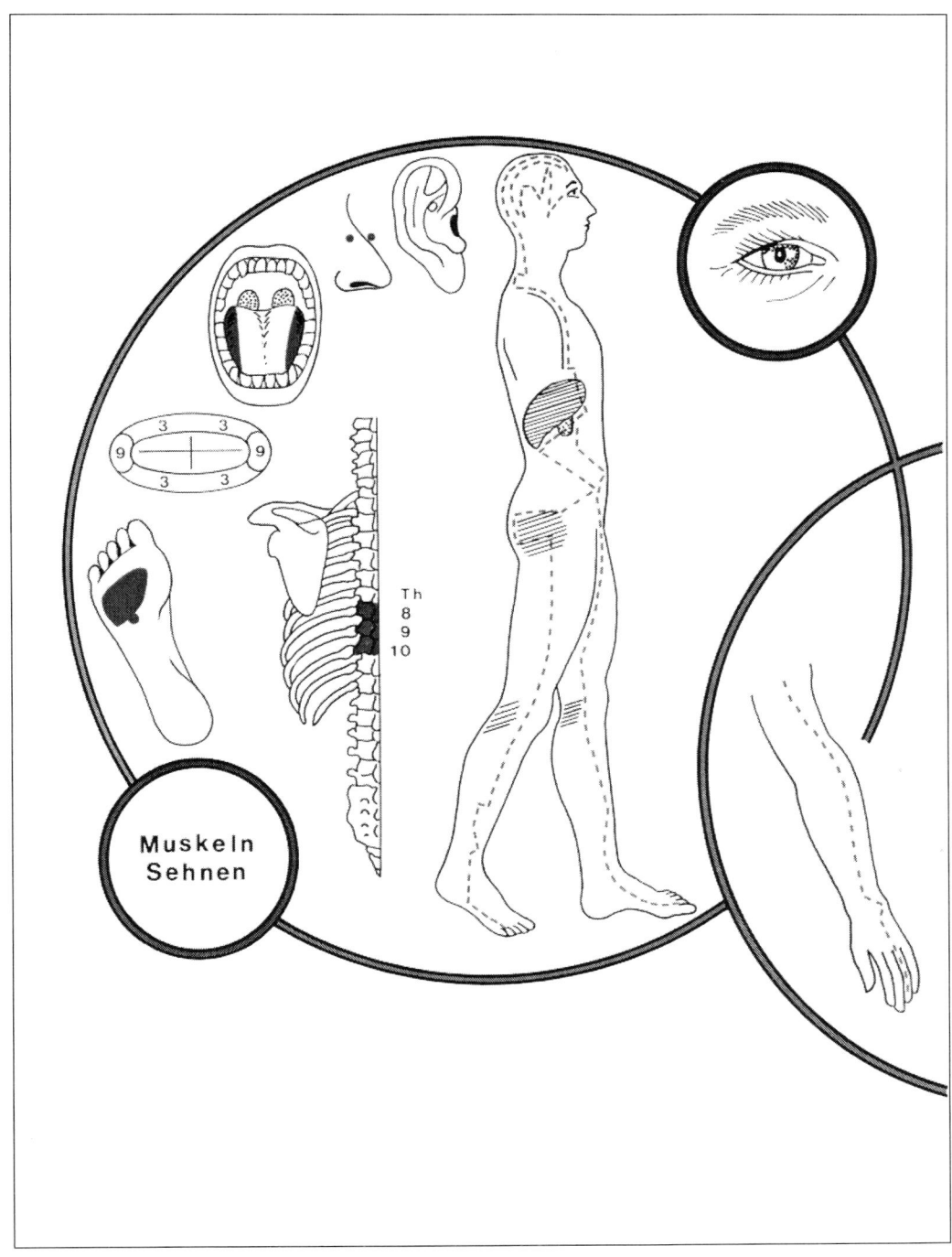

Abb. 30: Leber-Gallenblasen-Funktionskreis

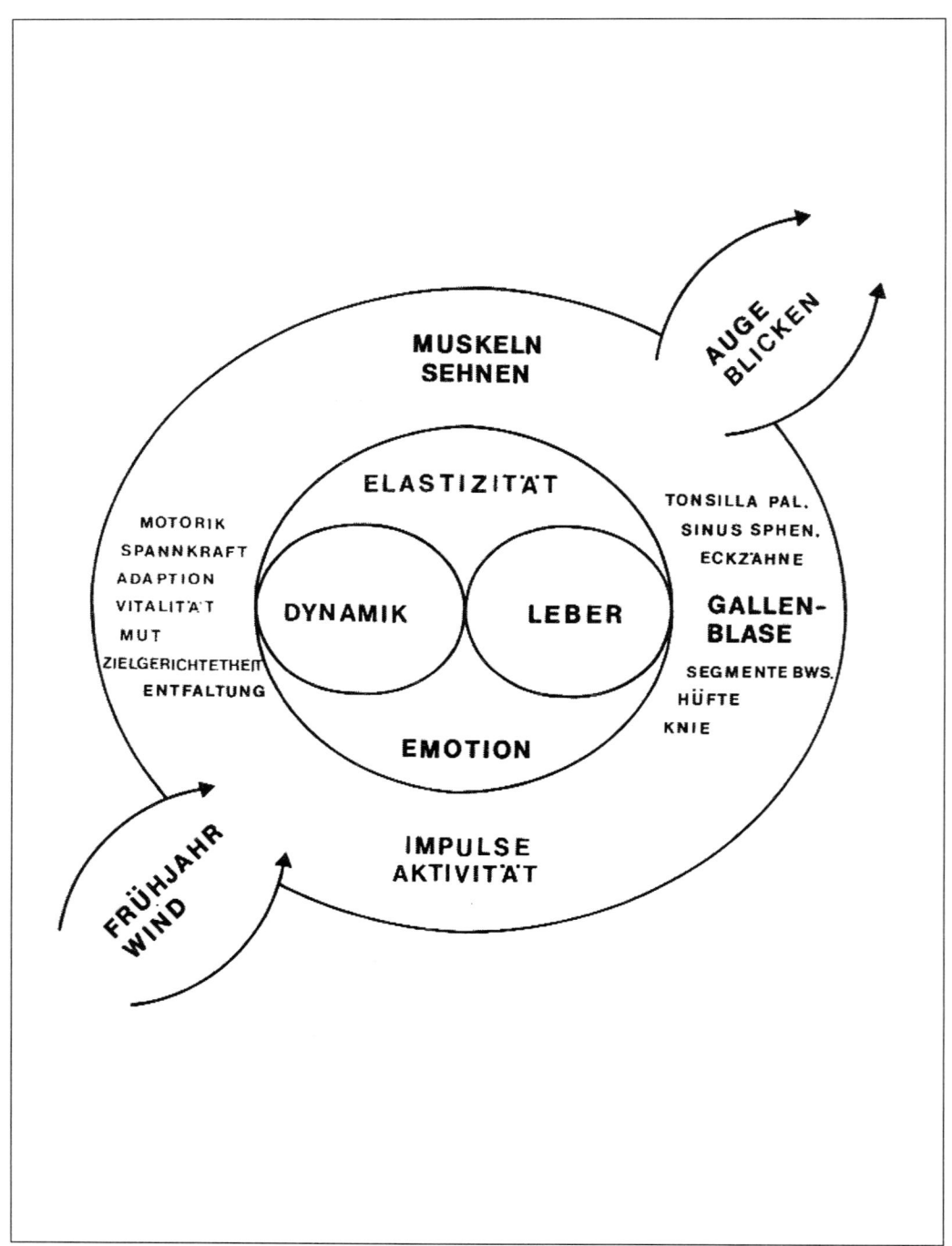

Abb. 27: Erweitertes Funktionsbild „Leber".

die Leber gelaufen" sind Ausdruck dieses Funktionsbildes.

In der Mundhöhle repräsentiert sich der Funktionskreis Leber/Galle über die oberen und unteren Eckzähne, also die Odontone 13, 23, 33 und 43. Interessanterweise werden diese Zähne umgangssprachlich als „Augenzähne" bezeichnet. Aus dem inneren Verlauf des Leber-Meridianes ergeben sich Tonsilla palatina und Sinus sphenoidalis als zugeordnete Lymphareale des Kopfes.

Das zum Funktionskreis Leber/Galle gehörende Gelenk bildet das Hüftgelenk, über das bekanntlich der Gallen-Meridian verläuft.

Th8, 9 und 10 bilden die Wirbelsäulensegmente zum Funktionskreis Leber/Galle.

Weitere Zuordnungen ergeben sich aus hintenstehender Graphik.

Funktionskreis	Niere	Leber	Lunge	Milz/Pankreas	Herz
zugehöriges Hohl-organ	Blase	Gallenblase	Dickdarm	Magen	Dünndarm
weitere Organbezüge	männl u. weibl. Urogential-organe	Hepar Vesica fellea Duct. bilif.	Nebenhöhlen Bronchien Colon	Lippen Oropharynx Larynx, Mamma	Duodenum Jejunum Ileum
Wirbelsäulen segmente	L 2, 3 S 4, 5 Co	Th 8, 9, 10	C 5, 6, 7 Th 2, 3, 4 L 4, 5	Th 11, 12 L 1	C 8 Th 5, 6, 7 S 1, 2, 3
Gelenke	Fuß Knie (hinten)	Hüfte Knie (vorn)	Schulter Arm Ellenbogen	Knie (vorn)	Schulter Arm Ellenbogen
Lymphgebiet (Kopf)	Tonsilla pharyngea	Tonsilla palatina	Lymphgebiet der Tuba auditiva	Larynx Lymphgebiet	Tonsilla lingualis
Nebenhöhle	Sinus frontalis	Sinus sphenoidalis	Sinus ethmoidalis	Sinus maxillaris	Mittelohr Mastoid
Funktionsschlüs-sel	Ohr	Auge	Nase	Lippen	Zunge
a) Sinnes-funktion „Öffner"	Horchen Perzeption	Schauen Akkomodation	wittern Lektion	be-greifen Konfrontation	sich offenbaren Kommunikation
b) spezifisches Gewebe	Knochen	Muskeln Sehnen	Haut Haare	Bindegewebe	Gefäße
Schlüssel-funktion	Statik halten	Dynamik sich regen	Permeabilität zulassen	Kontakt aufschließen	Identität eins-sein
somatisch	Stabilität Festigkeit	Motorik Spannkraft	Exspirium Inspirium	Analyse Integration	Belebung Ausstrahlung
psychisch	Sicherheit Rückhalt	Flexibilität Anpassung	Austausch Kreativität	Erkennen Synthese	Freude Harmonie

Abb. 33: Zusammenfassung somatischer und psychischer Inhalte der Funktionskreise

5.3 Der Funktionskreis Lunge / Dickdarm

Der Funktionskreis Lunge/Dickdarm steht in Analogie zur Wandlungsphase „Metall" sowie zum „Herbst" und zur „Trockenheit". Trockensymptome wie schuppige Haut, trockene Lippen oder Globusgefühl im Rachen prägen das Erscheinungsbild.

Er repräsentiert sich in der Mundhöhle durch die Prämolaren, also die Odontone 14, 15, 24, 25, 34, 35, 44 und 45. Hier besteht eine Abweichung zu den Darstellungen von Gleditsch, der eine Kreuzung von Prämolaren und Molaren im Unter- und Oberkiefer beschreibt. In Zusammenarbeit mit Peter Mandel wurde von dieser Kreuzung Abstand genommen, so daß sich hier die entsprechenden Odontone gegenüberstehen.

Der Funktionsschlüssel Sinnesorgan wird dargestellt durch die Nase. Hier steht nicht nur die Geruchswahrnehmung in Vordergrund, sondern im weitesten Sinne das Wittern und das Gespür eines Menschen.

Den Funktionsschlüssel spezifisches Gewebe bilden die Haut und die Haare (mit

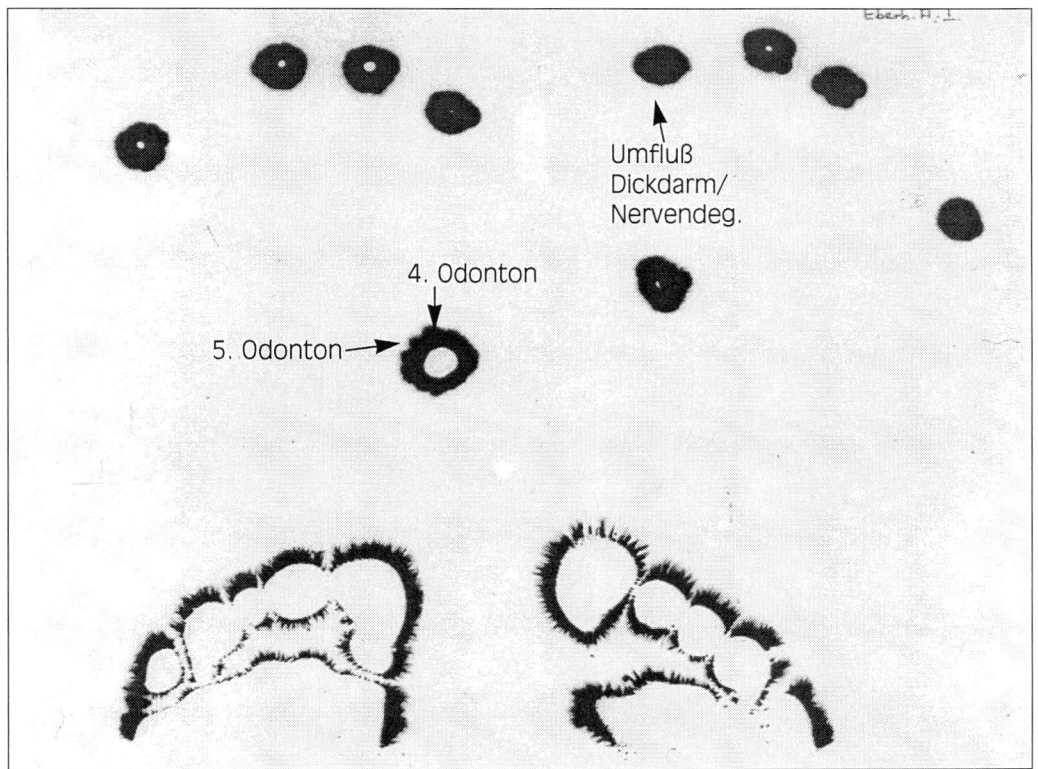

Abb. 36:

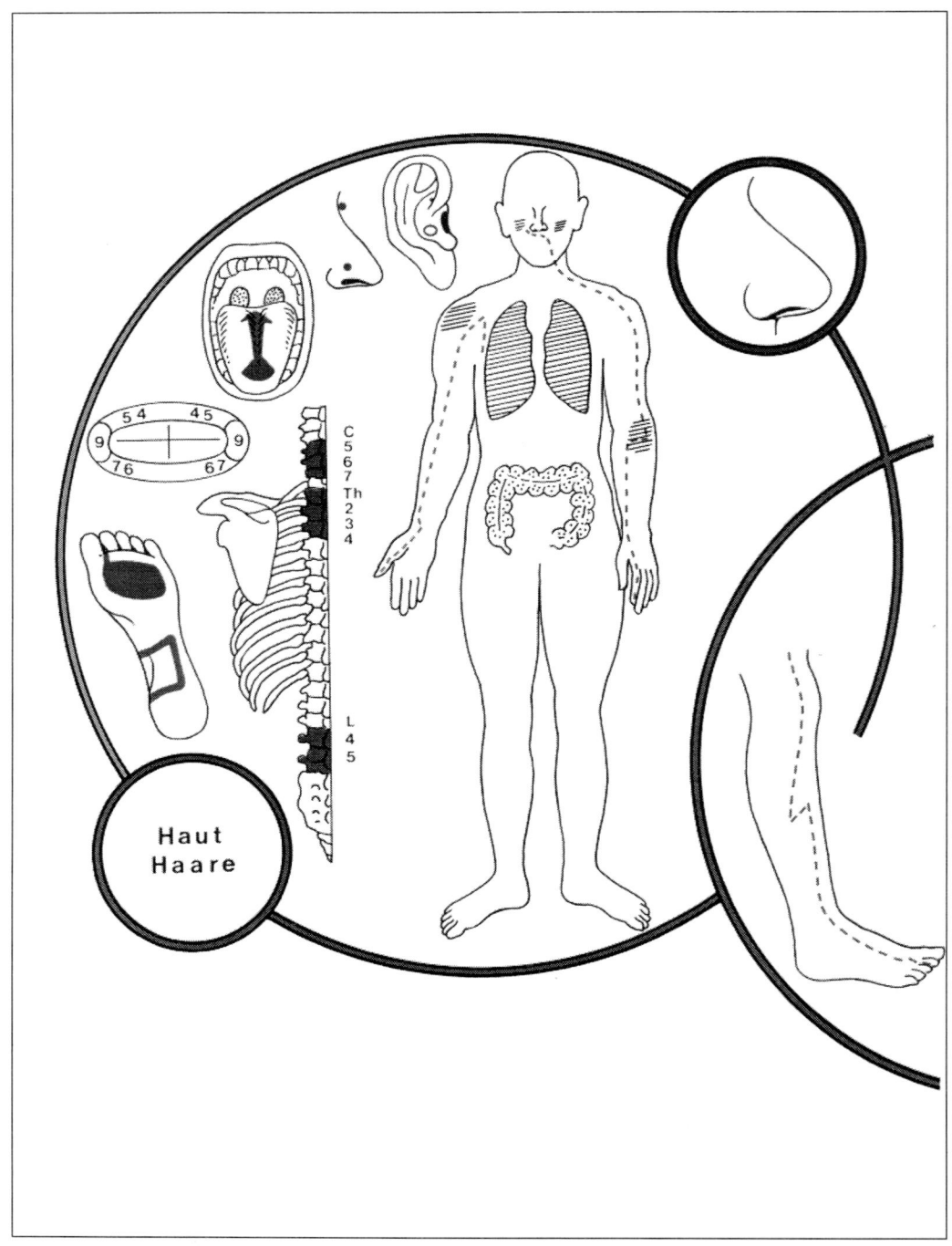

Abb. 34: Lunge-Dickdarm-Funktionskreis

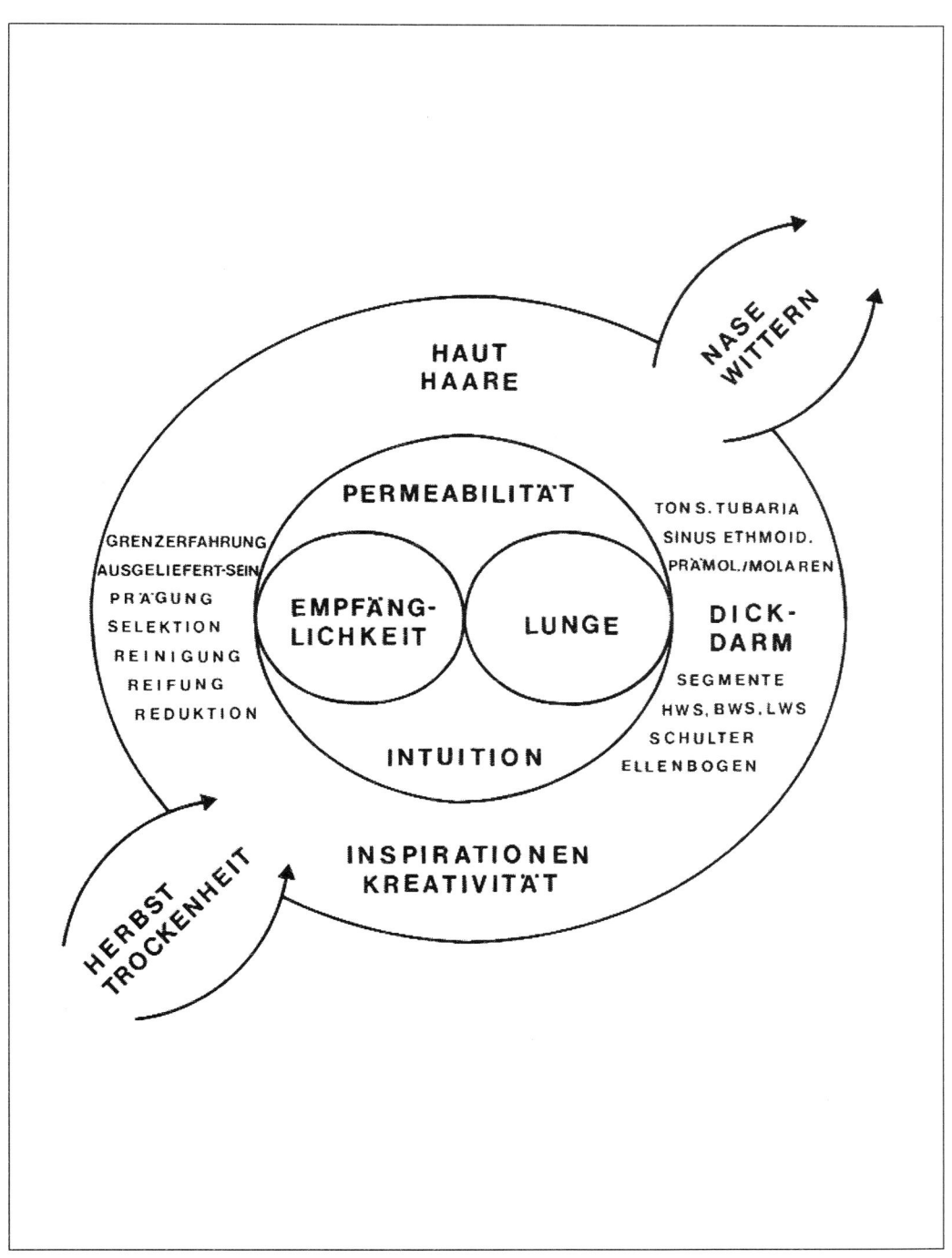

Abb. 35: Erweitertes Funktionsbild „Lunge".

Ausnahme der Kopfbehaarung, die dem Funktionskreis Niere/Blase zugeordnet wird). Auch hier decken sich die Erkenntnisse der traditionellen chinesischen Medizin mit denen der westlichen Naturheilkunde, wonach Hauterkrankungen (mit Ausnahme endokrin bedingter) immer einer Dickdarmtherapie zugeführt werden. Aus dem Verlauf von Dickdarm- und Lungen-Meridian ergeben sich die Gelenkzuordnungen - Schulter, Ellbogen und Handgelenk.

Die Funktion der Lunge umschreibt die Fähigkeit zur Inspiration und zur Permeabilität, zum Austausch und zur Umwandlung. Daraus resultieren die psychischen Qualitäten Inspiration, Intuition und kreatives Denken. Werden diese Qualitäten nicht realisiert, so entstehen leicht Trauer, Resignation und Melancholie – das psychische Äquivalent zum Funktionskreis.

Die Zuordnung der Wirbelsäulensegmente ist umfangreich und wird gebildet von C5, 6 und 7, Th2, 3 und 4 sowie L4 und L5. Interessanterweise legt Peter Mandel die „Grundzone der Melancholie" (die dem Funktionskreis entspricht) in den Bereich von C4/C5.

Die Lymphareale des Kopfes finden ihre Analogie im Lymphgebiet der Tuba auditiva und des Sinus ethmoidalis.

Weitere Zuordnungen ergeben sich aus nebenstehender Graphik.

Funktionskreis	Niere	Leber	Lunge	Milz/Pankreas	Herz
zugehöriges Hohl-organ	Blase	Gallenblase	Dickdarm	Magen	Dünndarm
weitere Organbezüge	männl u. weibl. Urogential-organe	Hepar Vesica fellea Duct. bilif.	Nebenhöhlen Bronchien Colon	Lippen Oropharynx Larynx, Mamma	Duodenum Jejunum lleum
Wirbelsäulen segmente	L 2, 3 S 4, 5 Co	Th 8, 9, 10	C 5, 6, 7 Th 2, 3, 4 L 4, 5	Th 11, 12 L 1	C 8 Th 5, 6, 7 S 1, 2, 3
Gelenke	Fuß Knie (hinten)	Hüfte Knie (vorn)	Schulter Arm Ellenbogen	Knie (vorn)	Schulter Arm Ellenbogen
Lymphgebiet (Kopf)	Tonsilla pharyngea	Tonsilla palatina	Lymphgebiet der Tuba auditiva	Larynx Lymphgebiet	Tonsilla lingualis
Nebenhöhle	Sinus frontalis	Sinus sphenoidalis	Sinus ethmoidalis	Sinus maxillaris	Mittelohr Mastoid
Funktionsschlüssel	Ohr	Auge	Nase	Lippen	Zunge
a) Sinnes-funktion „Öffner"	Horchen Perzeption	Schauen Akkomodation	wittern Lektion	be-greifen Konfrontation	sich offenbaren Kommunikation
b) spezifisches Gewebe	Knochen	Muskeln Sehnen	Haut Haare	Bindegewebe	Gefäße
~~Schlüssel~~ funktion	Statik halten	Dynamik sich regen	Permeabilität zulassen	Kontakt aufschließen	Identität eins-sein
somatisch	Stabilität Festigkeit	Motorik Spannkraft	Exspirium Inspirium	Analyse Integration	Belebung Ausstrahlung
psychisch	Sicherheit Rückhalt	Flexibilität Anpassung	Austausch Kreativität	Erkennen Synthese	Freude Harmonie

Abb. 37: Zusammenfassung somatischer und psychischer Inhalte der Funktionskreise

5.4 Der Funktionskreis Milz-Pankreas/Magen

Der Funktionskreis Milz-Pankreas/Magen findet seine Entsprechung in der Wandlungsphase „Erde" sowie der Jahreszeit des „Spätsommers". Der Spätsommer als feuchte Jahreszeit charakterisiert den typischen Vertreter dieses Funktionsbildes – dicker, aufgeschwemmter Leib und gedunsenes, müdes Gesicht mit einer Vorliebe für orale Genüsse.

Dem entspricht auch das dem Funktionskreis Milz-Pankreas/Magen zugeordnete Sinnesorgan - Mund und Lippen. Die Mundhöhle ihrerseits ist charakterisitisch für den Kontakt mit dem von außen kommenden, und so prägen Begriffe wie Berühren, Begreifen, Umfassen und Zerlegen das Funktionsbild. Dies impliziert den Vorgang von Differenzierung und Analyse, was sich auch im psychischen Äquivalent des Funktionskreises niederschlägt. Hier finden Qualitäten wie Denken, Werten und Reflektieren sowie die

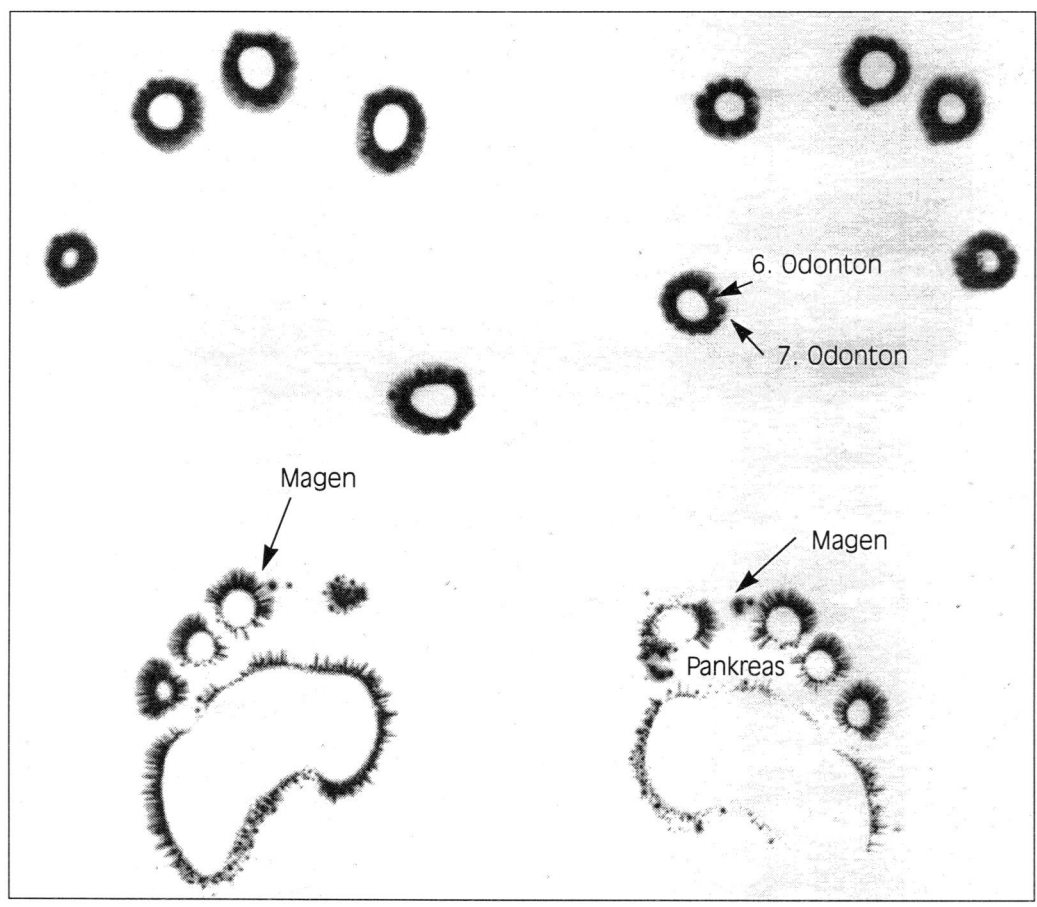

Abb. 40:

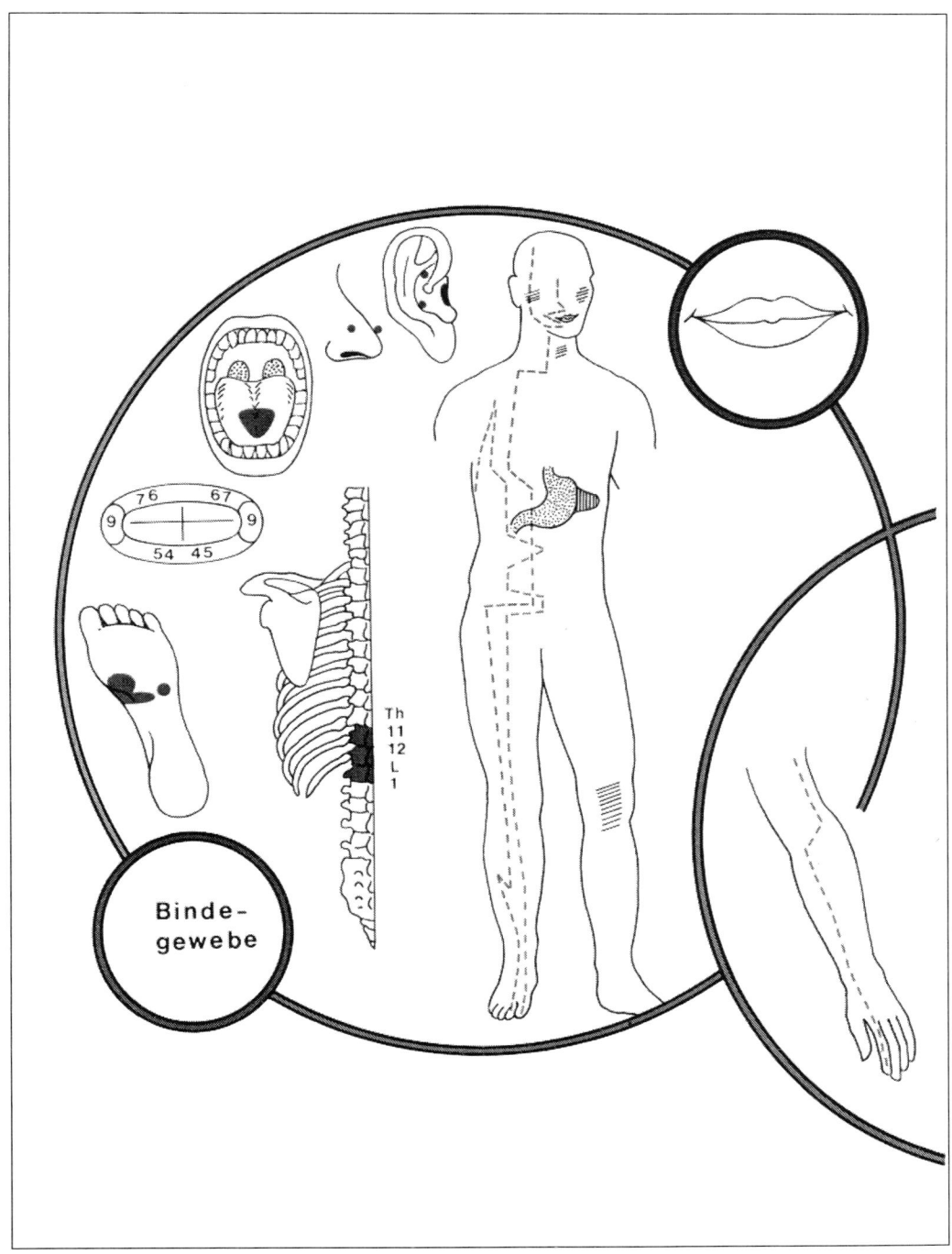

Abb. 38: Milz-Pankreas/Magen-Funktionskreis

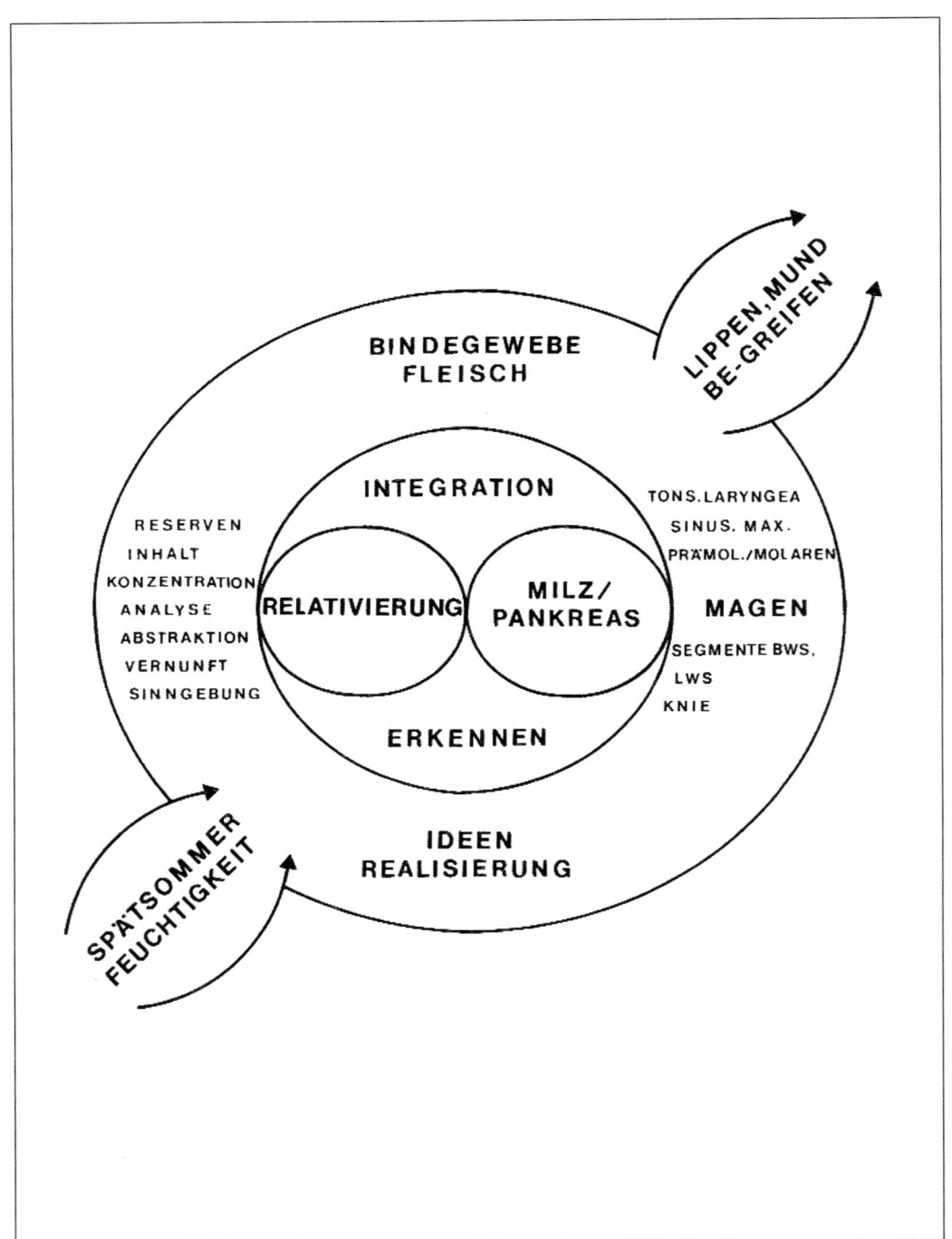

Abb. 27: Erweitertes Funktionsbild „Milz".

Fähigkeit, Gutes und Böses zu unterscheiden, ihre Darstellung. Wird dieses Prinzip zu stark gelebt, resultiert daraus das Grübeln und die Fixierung auf immer denselben Denkinhalt, bekanntlich meistens die Ursache von Ulcuserkrankungen.

Aus dem Verlauf der beiden Akupunktur-Meridiane ergibt sich die Vorderseite des Knies als zum Funktionskreis Milz-Pankreas/Magen gehörendes Gelenk. Die Wirbelsäulenzuordnung umfaßt die Segmente Th11, 12 sowie L1.

In der Mundhöhle wird der Funktionskreis durch die Verbindung zu den Molaren präsent. Ähnlich wie beim Funktionsbild Lunge/Dickdarm erfolgt auch hier in Abweichung zu Gleditsch keine Kreuzung der Odontone in Ober- und Unterkiefer. Sie stellen sich somit dar durch die Zahnfächer 16, 17, 26, 27, 36, 37, 46 und 47.
Den zweiten Funktionsschlüssel zum Funktionskreis Milz-Pankreas/Magen bildet neben Lippen und Mund das Bindegewebe. Vor dem Hintergrund der unter Kapitel 3 besprochenen „Grundregulation nach Pischinger" erfährt dieser Bereich eine besondere Bedeutung. Er stellt nicht nur das umhüllende und assimilierende Element des Organismus dar, sondern eben auch und vor allem das informationstragende Medium, ohne das innere Kommunikation nicht möglich ist. Ist diese Funktion gestört, so resultiert daraus die Schwerfälligkeit und das Kraftlose, das diesen Funktionskreis charakterisiert.

Die Lymphareale des Kopfes, die dem Funktionskreis Milz-Pankreas/Magen zugeordnet werden, umfassen das Lymphgebiet des Larynx sowie die Sinus maxillaris.

Weitere Zuordnungen ergeben sich aus nachfolgender Graphik.

Funktionskreis	Niere	Leber	Lunge	Milz/Pankreas	Herz
zugehöriges Hohlorgan	Blase	Gallenblase	Dickdarm	Magen	Dünndarm
weitere Organbezüge	männl u. weibl. Urogentialorgane	Hepar Vesica fellea Duct. bilif.	Nebenhöhlen Bronchien Colon	Lippen Oropharynx Larynx, Mamma	Duodenum Jejunum Ileum
Wirbelsäulen segmente	L 2, 3 S 4, 5 Co	Th 8, 9, 10	C 5, 6, 7 Th 2, 3, 4 L 4, 5	Th 11, 12 L 1	C 8 Th 5, 6, 7 S 1, 2, 3
Gelenke	Fuß Knie (hinten)	Hüfte Knie (vorn)	Schulter Arm Ellenbogen	Knie (vorn)	Schulter Arm Ellenbogen
Lymphgebiet (Kopf)	Tonsilla pharyngea	Tonsilla palatina	Lymphgebiet der Tuba auditiva	Larynx Lymphgebiet	Tonsilla lingualis
Nebenhöhle	Sinus frontalis	Sinus sphenoidalis	Sinus ethmoidalis	Sinus maxillaris	Mittelohr Mastoid
Funktionsschlüssel	Ohr	Auge	Nase	Lippen	Zunge
a) Sinnesfunktion „Öffner"	Horchen Perzeption	Schauen Akkomodation	wittern Lektion	be-greifen Konfrontation	sich offenbaren Kommunikation
b) spezifisches Gewebe	Knochen	Muskeln Sehnen	Haut Haare	Bindegewebe	Gefäße
Schlüsselfunktion	Statik halten	Dynamik sich regen	Permeabilität zulassen	Kontakt aufschließen	Identität eins-sein
somatisch	Stabilität Festigkeit	Motorik Spannkraft	Exspirium Inspirium	Analyse Integration	Belebung Ausstrahlung
psychisch	Sicherheit Rückhalt	Flexibilität Anpassung	Austausch Kreativität	Erkennen Synthese	Freude Harmonie

Abb. 41: Zusammenfassung somatischer und psychischer Inhalte der Funktionskreise

5.5. Der Funktionskreis Herz/ Dünndarm

Der Funktionskreis Herz/Dünndarm findet seine Analogie in der Wandlungsphase „Feuer" und ist der heißesten Jahreszeit, der des „Sommers", zugeordnet. Das Funktionsbild des Herzens findet hier weniger seine Entsprechung als physisches Pump- und Saugorgan, sondern vielmehr im übertragenen Sinne von Freude, Beseeltheit und Herzenswärme. Auch im westlichen Sprachgebrauch findet das Herz als Symbol für die Liebe seinen Ausdruck.

Diese Tatsache verleiht dem Funktionskreis Herz/Dünndarm seine Sonderstellung gegenüber den anderen Funktionskreisen. In ihm offenbart sich das allen Menschen innewohnende göttliche Prinzip, das Prinzip einer Liebe, die frei ist von Egoismus und Forderungen. Einer Liebe, die das Ich überwindet zugunsten eines größeren Ganzen. Einer Liebe, die Schranken aufhebt und die Gemeinsamkeit des Seins sucht. Aus diesem Grund gilt der Funktionskreis Herz/Dünndarm als im Geistigen nicht veränderbar, da alles irdische Mensch-Sein diese Liebe zum Ziel hat.

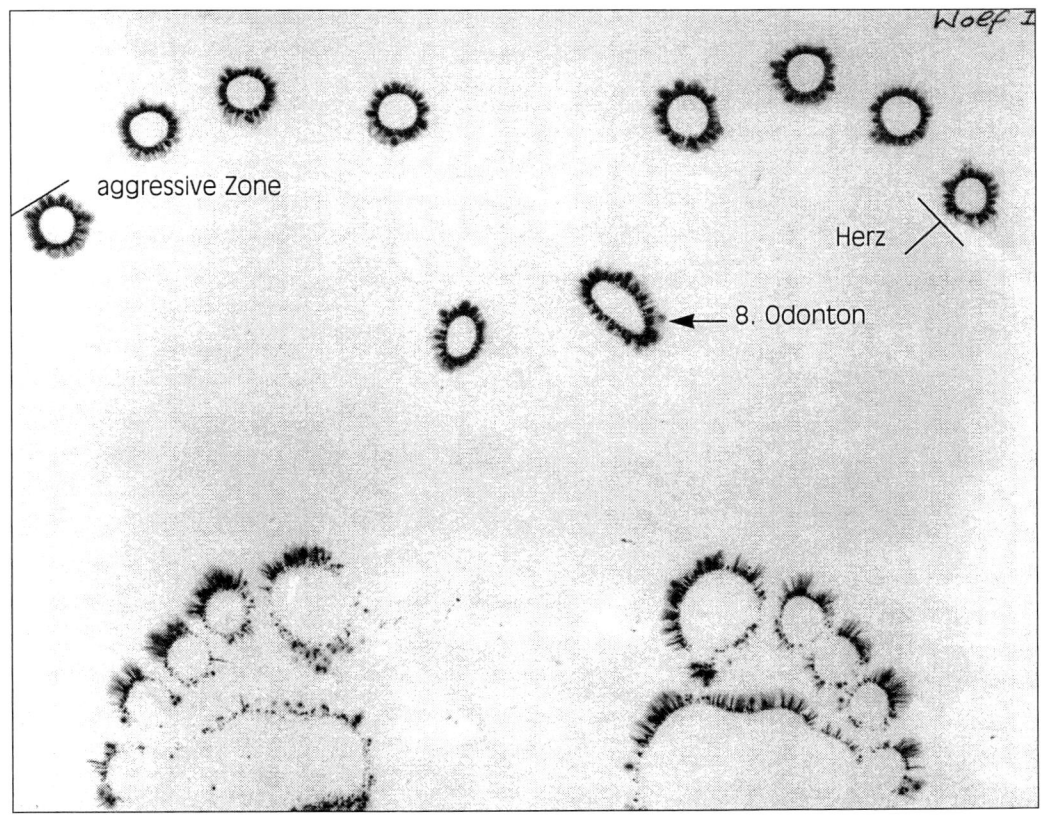

Abb. 44:

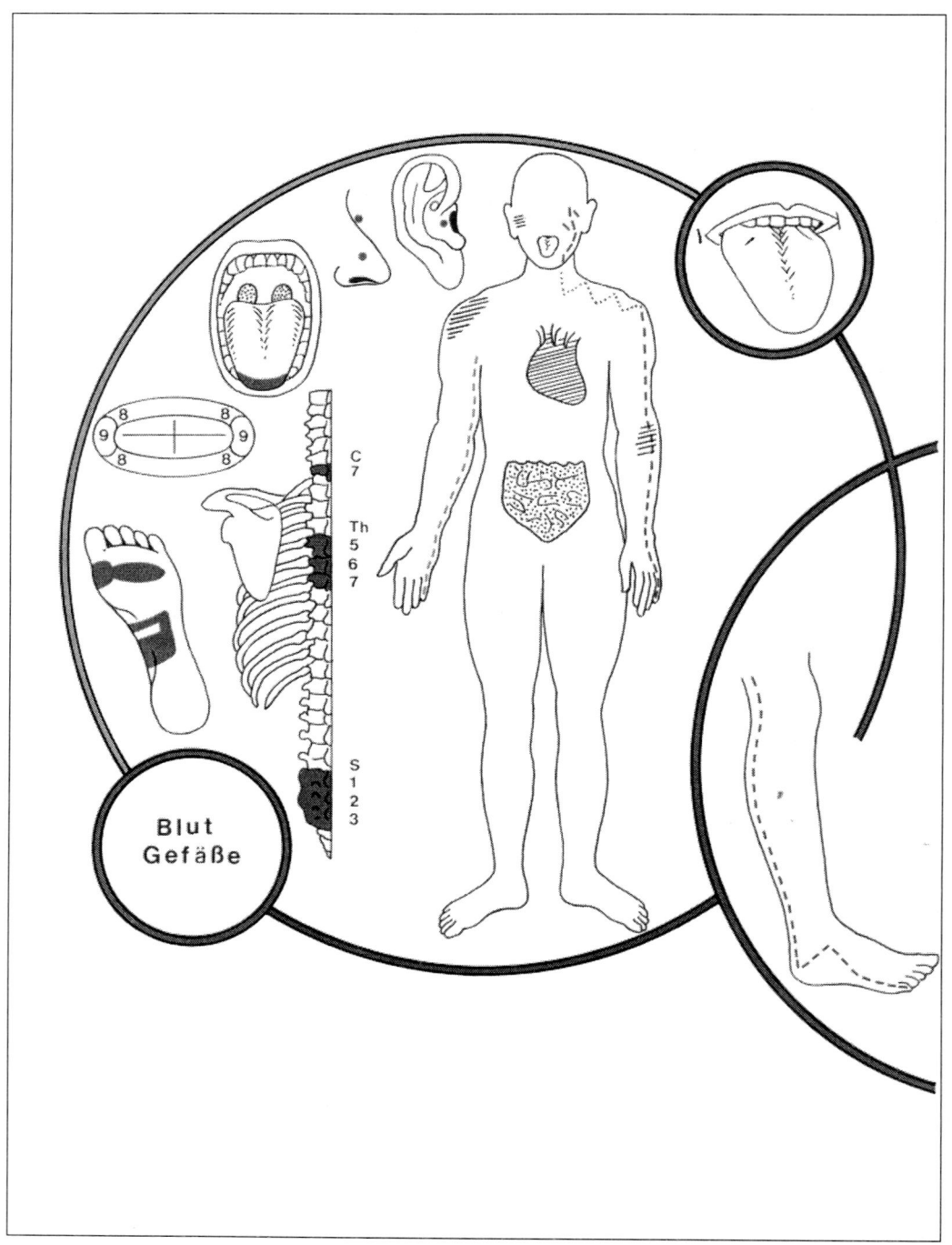

Abb. 42: Herz-Dünndarm-Funktionskreis

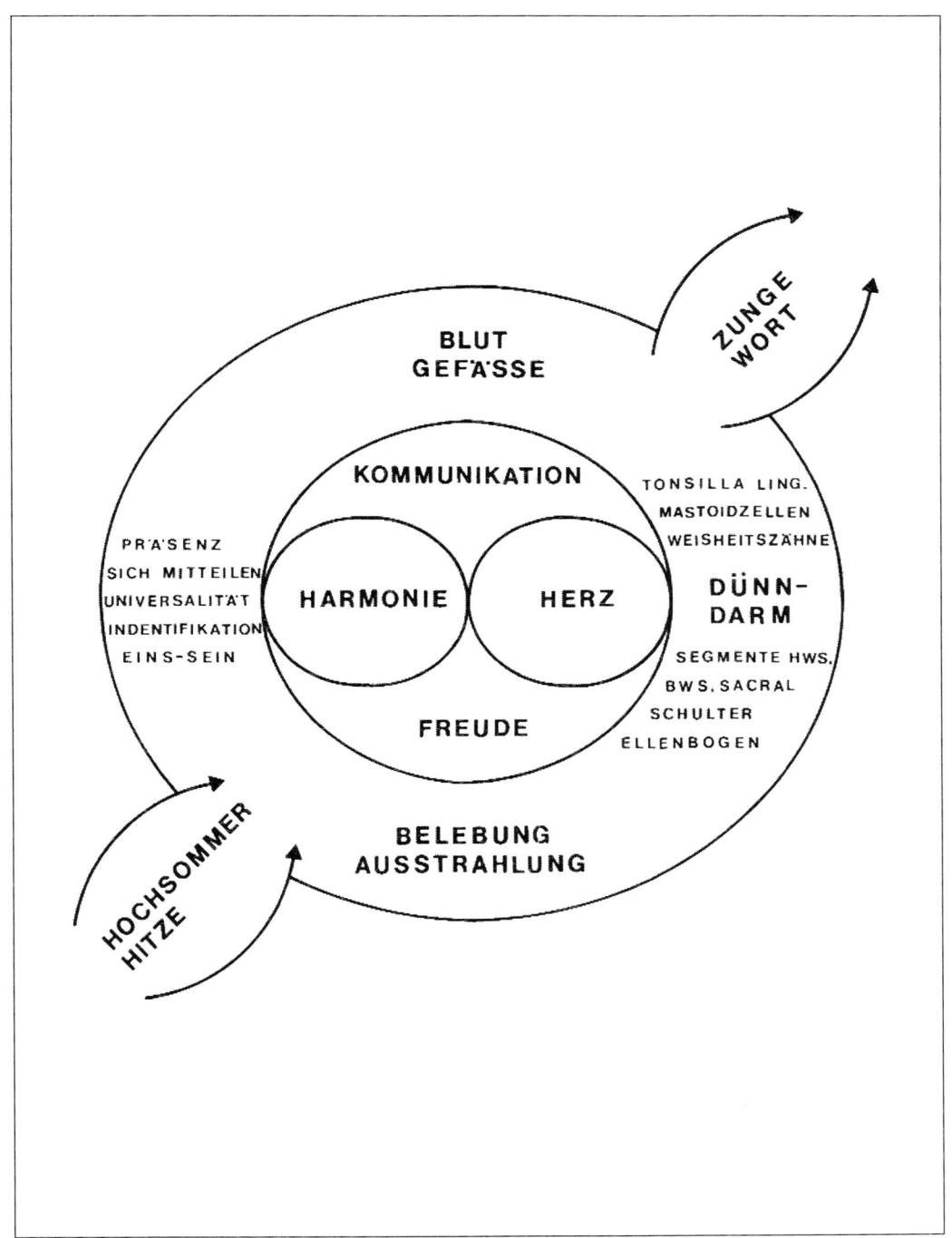

Abb. 43: Erweitertes Funktionsbild „Herz".

Neben diesem geistigen Aspekt findet das Funktionsbild auch seinen energetisch-funktionellen Ausdruck, der ihn therapeutisch so bedeutsam macht.

Den Funktionsschlüssel Sinnesorgan bildet die Zunge - nicht im Sinne von Schmecken (das dem Funktionskreis Milz-Pankreas/Magen entspricht), sondern im Sinne von Kommunikation und Sprache, einer Fähigkeit, die allein dem Menschen vorbehalten ist.

Das Prinzip Kommunikation/Interaktion findet auch im zweiten Funktionsschlüssel seinen Ausdruck. Als spezifisches Gewebe entsprechen das Blut und die Blutgefäße dem Funktionskreis Herz/Dünndarm.

Die Gelenkzuordnungen ergeben sich wieder aus dem Verlauf der Akupunktur-Meridiane. So sind Schulter, Ellbogen und Handgelenk dem Funktionskreis Herz/Dünndarm zugeordnet, wobei in der Therapie darauf zu achten ist, sie gegenüber dem Funktionskreis Lunge/Dickdarm abzugrenzen.

Die Wirbelsäulensegmente entsprechen erneut den Head'schen Zonen und werden somit von C8, Th5, 6 und 7 sowie S1, 2 und 3 gebildet.

In der Mundhöhle repräsentiert sich der Funktionskreis Herz/Dünndarm durch die vier Weisheitszähne, also die Odontone 18, 28, 38 und 48.
Die korrespondierenden Lymphareale des Kopfes sind die Tonsilla lingualis sowie Mittelohr und Mastoid.

Weitere Zuordnungen ergeben sich aus hintenstehender Graphik.

Funktionskreis	Niere	Leber	Lunge	Milz/Pankreas	Herz
zugehöriges Hohl-organ	Blase	Gallenblase	Dickdarm	Magen	Dünndarm
weitere Organbezüge	männl u. weibl. Urogential-organe	Hepar Vesica fellea Duct. bilif.	Nebenhöhlen Bronchien Colon	Lippen Oropharynx Larynx, Mamma	Duodenum Jejunum Ileum
Wirbelsäulen segmente	L 2, 3 S 4, 5 Co	Th 8, 9, 10	C 5, 6, 7 Th 2, 3, 4 L 4, 5	Th 11, 12 L 1	C 8 Th 5, 6, 7 S 1, 2, 3
Gelenke	Fuß Knie (hinten)	Hüfte Knie (vorn)	Schulter Arm Ellenbogen	Knie (vorn)	Schulter Arm Ellenbogen
Lymphgebiet (Kopf)	Tonsilla pharxngea	Tonsilla palatina	Lymphgebiet der Tuba auditiva	Larynx Lymphgebiet	Tonsilla lingualis
Nebenhöhle	Sinus frontalis	Sinus sphenoidalis	Sinus ethmoiodalis	Sinus maxillaris	Mittelohr Mastoid
Funktionsschlüs-sel	Ohr	Auge	Nase	Lippen	Zunge
a) Sinnes-funktion „Öffner"	Horchen Perzeption	Schauen Akkomodation	wittern Lektion	be-greifen Konfrontation	sich offenbaren Kommunikation
b) spezifisches Gewebe	Knochen	Muskeln Sehnen	Haut Haare	Bindegewebe	Gefäße
Schlüssel-funktion	Statik halten	Dynamik sich regen	Permeabilität zulassen	Kontakt aufschließen	Identität eins-sein
somatisch	Stabilität Festigkeit	Motorik Spannkraft	Exspirium Inspirium	Analyse Integration	Belebung Ausstrahlung
psychisch	Sicherheit Rückhalt	Flexibilität Anpassung	Austausch Kreativität	Erkennen Synthese	Freude Harmonie

Abb. 45: Zusammenfassung somatischer und psychischer Inhalte der Funktionskreise

6. Die Funktionskreise in der Induktionstherapie

Wie in Kapitel 5 deutlich wurde, bilden alle Strukturen, die in einem Funktionskreis zusammengefaßt sind, eine funktionelle Einheit. Der Sinn einer solchen Zusammenfassung könnte darin zu bestehen, Störungen des Organismus auf diesen einen Bereich zu begrenzen und so zu verhindern, daß der gesamte Körper im Sinne einer pathologischen Resonanzkette in Mitleidenschaft gezogen wird.

Untereinander stehen diese Strukturen in engem Kontakt. So betrachtet kann sich eine renale Insuffizienz durchaus in Kniebeschwerden äußern oder ein Granulom am fünften Zahn als chronisch-rezidivierende Bronchitis. Augenerkrankungen können Ausdruck einer Hepatopathie sein, und bei therapieresistenten Schulter - Arm - Beschwerden sollte immer das Colon in die diagnostischen Überlegungen einbezogen werden. So verwirrend diese Analogien zunächst anmuten mögen - in der Therapie eröffnen sie neue Wege und Möglichkeiten.

Wenn die einzelnen Zuordnungen eines Funktionskreises im Krankheitsfall miteinander korrespondieren, so tun sie dies natürlich auch im Behandlungsfall. Für die Praxis bedeutet das, daß prinzipiell jeder Teilbereich eines Funktionskreises die Möglichkeit bietet, ihn als Ganzes zu regulieren. Wie erwähnt gilt jeder Einzelaspekt eines Funktionskreises als Bestandteil ein und derselben Wesenheit Mensch, dargestellt auf unterschiedlichen Ebenen. Jede dieser Ebenen bildet potentiell die Zugangstür zum Funktionskreis und damit zu seiner Behandlung. Besonders „große Türen" sind erfahrungsgemäß die Funktionsschlüssel und die Odontonbeziehungen. Das Symptom stellt sich lediglich als das schwächste Glied in der Kette Funktionskreis dar.

Für die Induktionstherapie (und nicht nur für sie) ist diese Erkenntnis von großer Relevanz. Es bedeutet, daß jede Ebene des Funktionskreises genommen werden kann, um eine andere Ebene, die sich als therapieresistent erwiesen hat, zu behandeln. So sind beispielsweise Ohrerkrankungen einer Nierentherapie zugänglich, Coxarthrosen einer Lebertherapie oder Aphten in der Mundhöhle einer Magenbehandlung.

Herzerkrankungen stehen in Zusammenhang mit den Weisheitszähnen, und Meniscopathien erfahren über das Pankreas eine neue Heilungsmöglichkeit. Die Kombinationsmöglichkeiten sind zahlreich, und wird der Funktionskreis als einheitliches Areal betrachtet, so ergibt sich eine neue Dimension therapeutischer Möglichkeiten.

In der Induktionstherapie ist dies über alle zugänglichen Somatotopien möglich (siehe hierzu Kapitel 7 und 8). Dabei ist lediglich zu beachten, daß jeder Punkt und jede Zone, die der Behandlung zugeführt werden, für die Dauer einer Frequenzschaukel (2 Minuten) mit der vorher an der Stirn getesteten Einzelfrequenz zu induzieren sind.

7. Das Prinzip der fokalen Intoxikation (Fokaltoxikose)

Hier bedarf es zunächst einer Begriffserklärung.

Das Wort Fokaltoxikose setzt sich zusammen aus „Fokus" = „Herd, Störfeld" und „Toxikose" = „Vergiftung". Es bezeichnet also einen Vorgang, bei dem eine krankhafte lokale Veränderung durch Fernwirkung Negativeinfluß auf korrespondierende Strukturen im Organismus ausübt. Diese Fernwirkung kann wie das Störfeld selbst auf der materiellen Ebene aktiv sein (Lymphe, Grundsystem), oder sie kann sich über immaterielle Systeme projizieren (Akupunktur, Funktionskreise, Psyche).

Seit dem Altertum ist bekannt, daß vor allem erkrankte Zähne unter Umständen massive Gesundheitsprobleme in entfernten Organabschnitten hervorrufen können. Aus diesem Grund stellte sich die Zahnmedizin schon immer als Mittelpunkt der Betrachtungen um das Herdproblem dar. Und so rücken die Zähne ebenso wie alle lymphatischen Bereiche des Kopfes ins Zentrum des Geschehens. Unbestritten bleibt natürlich die Tatsache, daß alle Strukturen des menschlichen Organismus unter bestimmten Voraussetzungen Störfeldcharakter annehmen können.
Von entscheidender Bedeutung ist jedoch, sich von linear-kausalen Vorstellungen zu lösen und stattdessen die Beziehung Fokus - Organsystem - Fokus als Regelkreis aufzufassen. Folgt man diesem Gedankengang, so wird deutlich, daß der als Störfeld eruierte Bereich nicht zwingend „der böse Bube" sein muß. Vielmehr kann der Fokus selbst die sichtbare Manifestation fehlerhafter Informationsketten sein, deren Ursache bei Unkenntnis funktioneller Zusammenhänge im Dunkeln bleibt. Nur auf diese Weise ist es möglich, daß trotz erfolgter Herdsanierung nach kurzer Zeit erneut dieselbe Symptomatik einer Erkrankung auftritt, wie sie bereits vor dem Eingriff bestand.

Stellt beispielsweise ein Dreier-Odonton ein Störfeld dar, so belastet es (unter Umständen) Leber und Galle. Im Sinne eines Regelkreises erfolgt jedoch eine Rückkoppelung. Nun aber umgekehrt mit Irritation des Zahnfaches durch den entsprechenden Organsektor. Und trotz eventuell erfolgter Zahnextraktion wird das Odonton erneut zum Störfeld, diesmal jedoch zum Sekundärfokus. Die Folge ist ein erneuter Eingriff am vermeintlichen Primärherd, und die Spirale beginnt, sich zu drehen. Prominentester „Vertreter" dieses Kreislaufes ist wohl das sog. Postcholezystektomie-Syndrom, wo sich trotz Entfernung der Vesica fellea keine Änderung der Gallensymptomatik beim Patienten einstellt.

Für die Praxis bedeutet dies, daß in der Therapie zwingend diese Polarität beachtet werden muß. Sowohl die Schiene Fokus - Organ als auch die Schiene Organ - Fokus muß einer Behandlung zugeführt werden.

7.1 Die Odontonbeziehungen

Die Odontonbeziehungen wurden bei der Besprechung der Funktionskreise bereits abgehandelt.

In unserem Zusammenhang nehmen sie jedoch eine herausragende Stellung ein, so daß sie in diesem Kapitel nochmals gesondert erwähnt werden.

Im Rahmen der Induktionstherapie hat sich gezeigt, daß die Zähne nahezu immer einen Zugang zum entsprechenden Funktionskreis ermöglichen, gleichgültig, ob sie einen manifesten Herd (Granulom, Zyste oder ähnliches) darstellen oder lediglich im Sinne einer gestörten Resonanzkette energetisch belastet sind. In fast allen Fällen scheinen sie die Möglichkeit zu bieten, funktionelle Unregelmäßigkeiten regulierend zu beeinflussen.

Hier nun ist es von besonderer Bedeutung, sich die Entsprechungen der einzelnen Funktionskreise vor Augen zu halten.

Da über eine Behandlung der Odontone der entsprechende Funktionskreis gleichsam „geöffnet" wird, werden alle Strukturen dieses Funktionskreises der Therapie zugänglich. So bietet eine Induktion über das erste und/oder zweite Odonton die

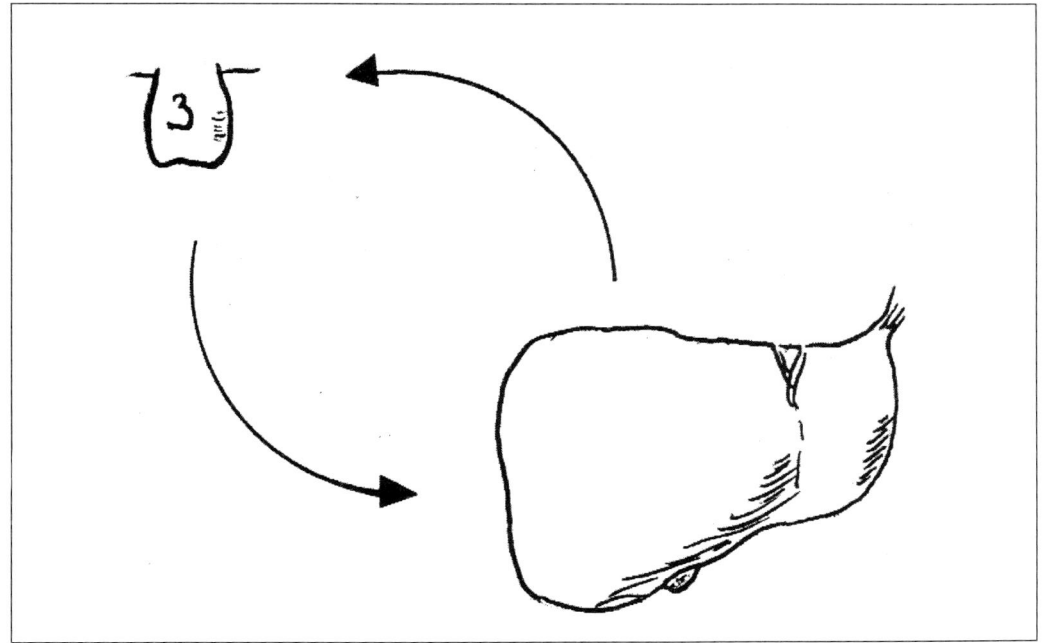

Abb. 46: Das Prinzip der fokalen Intoxikation am Beispiel der Wechselbeziehung zwischen dem dritten Odoton und der Leber

Möglichkeit, beispielsweise Kniegelenksbeschwerden, Nierenerkrankungen, endokrine Regulationsstörungen oder Ohrgeräusche (Tinnitus auris) zu therapieren. Das dritte Odonton eröffnet Behandlungsmöglichkeiten bei der Coxarthrose, bei Augenerkrankungen oder bei tendo-muskulären Affektionen. Es gilt, den Funktionskreis als einheitliches System zu erkennen und ihn durch eine Induktionstherapie der Odontonbeziehungen als Ganzes zu regulieren. Im Folgenden daher nochmals die Odontone und ihre Funktionskreisentsprechungen.

Odonton 1 - Funktionskreis Niere/Blase
Odonton 2 - Funktionskreis Niere/Blase
Odonton 3 - Funktionskreis Leber/Galle
Odonton 4 - Funktionskreis Lunge/Dickdarm

Oberkiefer (R … L)

Ebene	8	7	6	5 (V)	4 (IV)	3 (III)	2 (II)	1 (I)	1 (I)	2 (II)	3 (III)	4 (IV)	5 (V)	6	7	8
1 Sinnesorgane	Innenohr	Kieferhöhle	Siebbeinzellen	Auge	Stirnhöhle	Stirnhöhle	Stirnhöhle	Stirnhöhle	Stirnhöhle	Stirnhöhle	Stirnhöhle	Stirnhöhle	Auge	Siebbeinzellen	Kieferhöhle	Innenohr
2 Gelenke (ob.)	Schulter Ellbogen	Kiefer	Schulter Ellbogen	Knie hinten	Knie hinten	Knie hinten	Knie hinten	Knie hinten	Knie hinten	Knie hinten	Knie hinten	Knie hinten	Knie hinten	Schulter Ellbogen	Kiefer	Schulter Ellbogen
2 Gelenke (unt.)	Hand ulnar, Fuß plantar, Zehen u. 1*	Knie vorn	Hand radial, Fuß, Großzehe	Hüfte	Kreuzsteißbein	Fuß	Fuß	Fuß	Fuß	Fuß	Fuß	Kreuzsteißbein	Hüfte	Hand radial, Fuß, Großzehe	Knie vorn	Hand ulnar, Fuß plantar, Zehen u. 1*
3 Rückenmarksegmente	Th1 C8 / Th7 Th6 Th5 / S3 S2 S1	Th12 Th11 / L1	C7 C6 C5 / Th4 Th3 Th2 / L5 L4	Th8 / Th9 / Th10	L3 L2 / Co S5 S4	L3 L2 / Co S5 S4	L3 L2 / Co S5 S4	L3 L2 / Co S5 S4	L2 L3 / S4 S5 Co	L2 L3 / S4 S5 Co	L2 L3 / S4 S5 Co	L2 L3 / S4 S5 Co	Th8 / Th9 / Th10	C5 C6 C7 / Th2 Th3 Th4 / L4 L5	Th11 Th12 / L1	Th1 Th5 / Th6 Th7 / S1 S2 S3 / C8
4 Wirbel	B1 H7 / B6 B5 / S2 S1	B12 B11 / L1	H7 H6 H5 / B4 B3 / L5 L4	B9 / B10	L3 L2 / Co S5 S4 S3	L3 L2 / Co S5 S4 S3	L3 L2 / Co S5 S4 S3	L3 L2 / Co S5 S4 S3	L2 L3 / S3 S4 S5 Co	L2 L3 / S3 S4 S5 Co	L2 L3 / S3 S4 S5 Co	L2 L3 / S3 S4 S5 Co	B9 / B10	H5 H6 H7 / B3 B4 / L4 L5	B11 B12 / L1	H7 B1 / B5 B6 / S1 S2 / C8
5 Organe (ob.)	Herz rechts	Pancreas	Lunge rechts	Leber rechts	Niere rechts	Niere rechts	Niere rechts	Niere rechts	Niere links	Niere links	Niere links	Niere links	Leber links	Lunge links	Milz	Herz links
5 Organe (unt.)	Duodenum	Magen rechts	Dickdarm rechts	Gallenblase	Blase rechts, urogenitales Gebiet	Blase rechts, urogenitales Gebiet	Blase rechts, urogenitales Gebiet	Blase rechts, urogenitales Gebiet	Blase links, urogenitales Gebiet	Blase links, urogenitales Gebiet	Blase links, urogenitales Gebiet	Blase links, urogenitales Gebiet	Gallengänge links	Dickdarm links	Magen links	Jejunum, Ileum links

R … Zahn … L

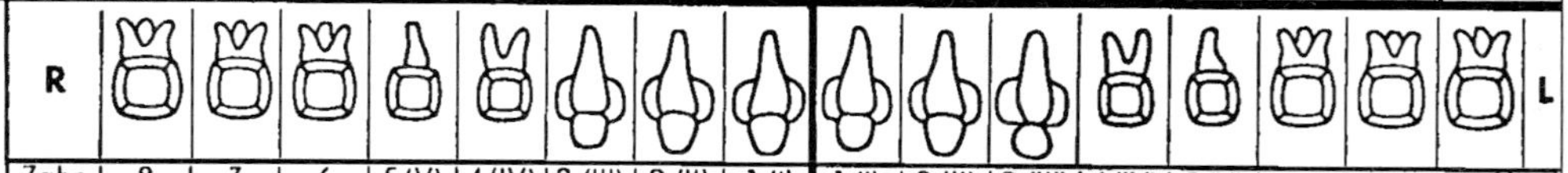

Zahn	8	7	6	5 (V)	4 (IV)	3 (III)	2 (II)	1 (I)	1 (I)	2 (II)	3 (III)	4 (IV)	5 (V)	6	7	8

R … L

Unterkiefer (R … L)

Ebene	8	7	6	5 (V)	4 (IV)	3 (III)	2 (II)	1 (I)	1 (I)	2 (II)	3 (III)	4 (IV)	5 (V)	6	7	8
5 Organe (ob.)	Ileum rechts, Ileocoecales Gebiet	Dickdarm rechts	Magen rechts, Pylorus	Gallenblase	Blase rechts, urogenitales Gebiet	Blase rechts, urogenitales Gebiet	Blase rechts, urogenitales Gebiet	Blase rechts, urogenitales Gebiet	Blase links, urogenitales Gebiet	Blase links, urogenitales Gebiet	Blase links, urogenitales Gebiet	Blase links, urogenitales Gebiet	Gallengänge links	Magen links	Dickdarm links	Jejunum, Ileum links
5 Organe (unt.)	Herz rechts	Lunge rechts	Pancreas	Leber rechts	Niere rechts	Niere rechts	Niere rechts	Niere rechts	Niere links	Niere links	Niere links	Niere links	Leber links	Milz	Lunge links	Herz links
4 Wirbel	B1 H7 / B6 B5 / S2 S1	H7 H6 H5 / B4 B3 / L5 L4	B12 B11 / L1	B9 / B10	L3 L2 / Co S5 S4 S3	L3 L2 / Co S5 S4 S3	L3 L2 / Co S5 S4 S3	L3 L2 / Co S5 S4 S3	L2 L3 / S3 S4 S5 Co	L2 L3 / S3 S4 S5 Co	L2 L3 / S3 S4 S5 Co	L2 L3 / S3 S4 S5 Co	B9 / B10	B11 B12 / L1	H5 H6 H7 / B3 B4 / L4 L5	H7 B1 / B5 B6 / S1 S2 / C8
3 Rückenmarksegmente	Th1 C8 / Th7 Th6 Th5 / S3 S2 S1	C7 C6 C5 / Th4 Th3 Th2 / L5 L4	Th12 Th11 / L1	Th8 / Th9 / Th10	L3 L2 / Co S5 S4	L3 L2 / Co S5 S4	L3 L2 / Co S5 S4	L3 L2 / Co S5 S4	L2 L3 / S4 S5 Co	L2 L3 / S4 S5 Co	L2 L3 / S4 S5 Co	L2 L3 / S4 S5 Co	Th8 / Th9 / Th10	Th11 Th12 / L1	C5 C6 C7 / Th2 Th3 Th4 / L4 L5	Th1 Th5 / Th6 Th7 / S1 S2 S3 / C8
2 Gelenke (ob.)	Schulter – Ellbogen	Schulter – Ellbogen	Knie vorn	Knie hinten	Knie hinten	Knie hinten	Knie hinten	Knie hinten	Knie hinten	Knie hinten	Knie hinten	Knie hinten	Knie hinten	Knie vorn	Schulter – Ellbogen	Schulter – Ellbogen
2 Gelenke (unt.)	Hand ulnar, Fuß plantar, Zehen u. 1*	Hand radial, Fuß, Großzehe	Kiefer	Hüfte	Kreuzsteißbein	Fuß	Fuß	Fuß	Fuß	Fuß	Fuß	Kreuzsteißbein	Hüfte	Kiefer	Hand radial, Fuß, Großzehe	Hand ulnar, Fuß plant., Zehen u. 1*
1 Sinnesorgane	Ohr	Siebbeinzellen	Kieferhöhle	Auge	Stirnhöhle	Stirnhöhle	Stirnhöhle	Stirnhöhle	Stirnhöhle	Stirnhöhle	Stirnhöhle	Stirnhöhle	Auge	Kieferhöhle	Siebbeinzellen	Ohr

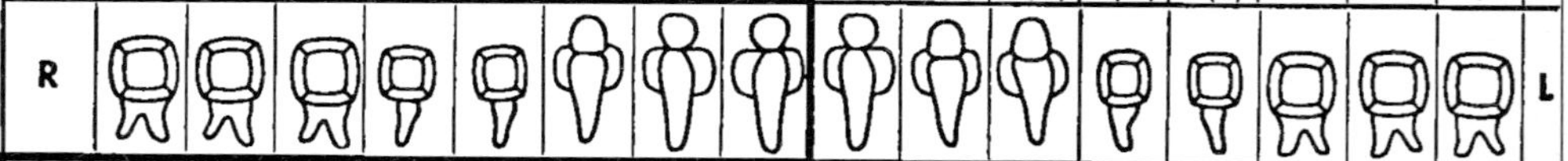

1 Sinnesorgane   2 Gelenke   3 Rückenmarksegmente   4 Wirbel   5 Organe

Abb. 47: Die Wechselbeziehungen der Zähne zum Organismus nach VOLL und KRAMER

Odonton 5 - Funktionskreis Lunge/
Dickdarm

Odonton 6 - Funktionskreis Milz-
Pankreas/Magen

Odonton 7 - Funktionskreis Milz-
Pankreas/Magen

Odonton 8 - Funktionskreis Herz/
Dünndarm

7.2 Die Topographie der Odontone

Die Odontone projizieren sich auf mehrfache Weise auf die Hautoberfläche des Körpers, so daß sich eine ganze Reihe therapeutischer Möglichkeiten ergibt.

Drei Somatotopien der Zähne haben sich in der Praxis als besonders wirksam erwiesen. Sie rangieren gleichrangig nebeneinander und sollen dem Therpeuten lediglich eine Auswahlmöglichkeit bieten. Allen dreien ist gemeinsam, daß über eine Induktionstherapie der Odontone der Funktionskreis informativ-energetisch beeinflußt wird mit dem Ziel, zelluläre Strukturen zu regulieren.

7.2.1. Die Odontonpunkte des Vorderschädels

Das System der Odontonpunkte des Vorderschädels wurde von Peter Mandel entwickelt und in seinem Buch „Lichtblicke in der ganzheitlichen (Zahn-)Medizin" veröffentlicht. Sie wurden so, wie er sie beschrieben hat, in die Induktionstherapie übernommen.

Der Punkt des 1. Odontons (Funktionskreis Niere/Blase) projiziert sich in die Mitte des Filtrums und ist identisch mit dem Akupunkturpunkt GG26.

Das 2. Odonton (Funktionskreis Niere/Blase) präsentiert sich auf der Nasenspitze und entspricht dem Nierenpunkt der chinesischen Nasenakupunktur..

Der Punkt des 3. Odontons (Funktionskreis Leber/Galle) liegt am Knochen-Knorpel-Übergang des Nasenrückens und trägt in der Nasenakupunktur die Bezeichnung Leber.

Das 4. Odonton (Funktionskreis Lunge/Dickdarm) projiziert sich im Akupunkturpunkt KG 23 in der Mittellinie des Körpers, direkt unterhalb des Zungenbeins.

Der Punkt des 5. Odontons (Funktionskreis Lunge/Dickdarm) entspricht dem Kopfpunkt der Nasenakupunktur und liegt in der Mitte der Stirn, ca. 2 QF oberhalb der Neurasthenielinie.

Das 6. Odonton (Funktionskreis Milz-Pankreas/Magen) ist paarig angelegt. Aus diesem Grund wird vor der Induktion die Druckdolenz der Punkte getestet. Der schmerzhaftere Punkt wird behandelt. Er befindet sich in der Mitte der Vereinigungsstelle der tendomuskulären Meridiane der Hände in einer Senkrechten über der Pupille, ca. 2 QF hinter der Haargrenze.

Der Punkt zur Behandlung des 7. Odontons (Funktionskreis Milz-Pankreas/Magen) ist

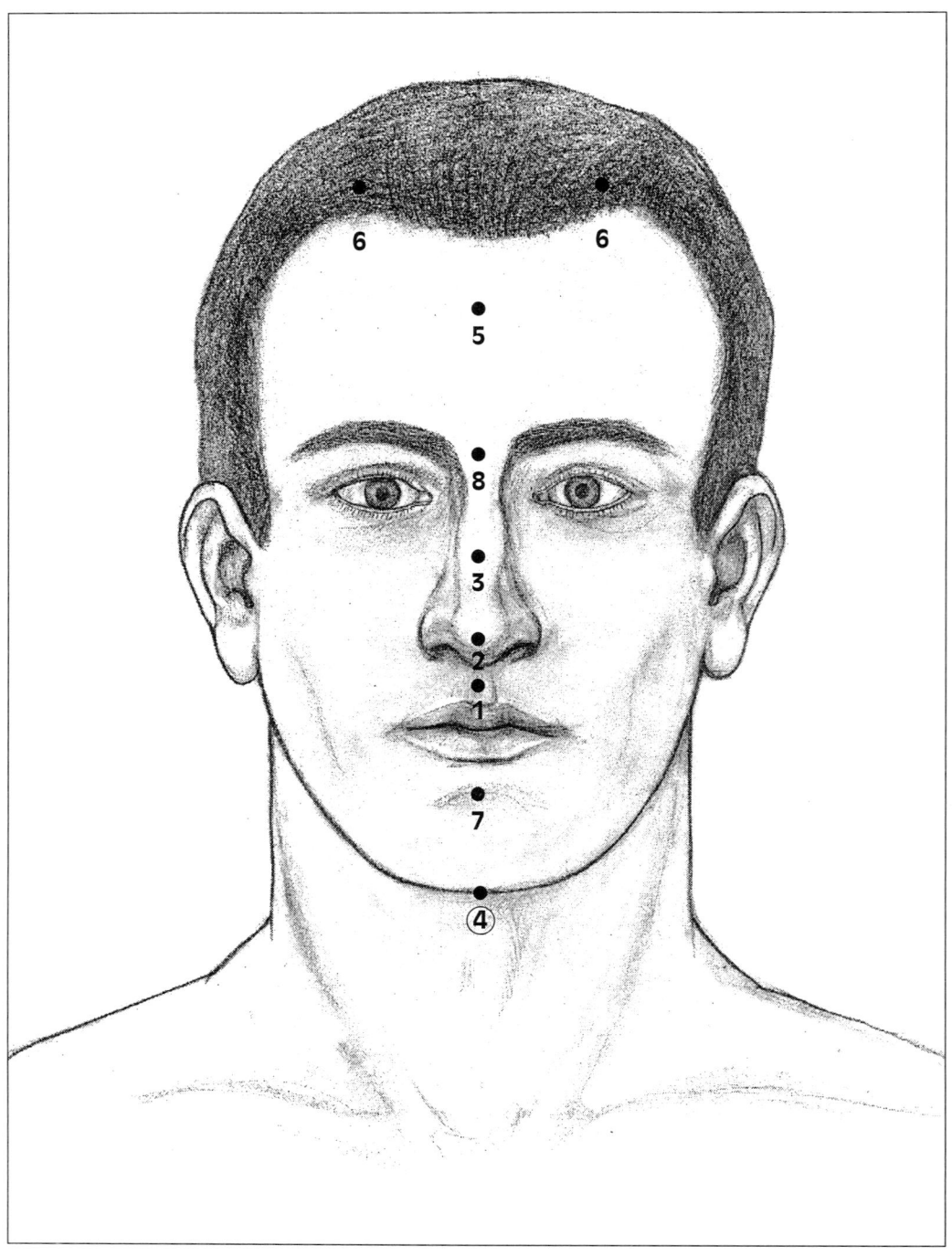

Abb. 48: Die acht Punkte des Vorderschädels - (4) die Projektion der vierten Zähne am Kinn

identisch mit dem Akupunkturpunkt KG 24 in der Mitte des Sulcus mentolabialis.

Der Punkt des 8.Odontons (Funktionskreis Herz/Dünndarm) entspricht dem Yin-Trang, dem Zwischenaugenbrauenpunkt.

7.2.2. Die Odontonpunkte im Ohr

Auch die Odontonpunkte im Ohr wurden von Peter Mandel im Rahmen der Farb-

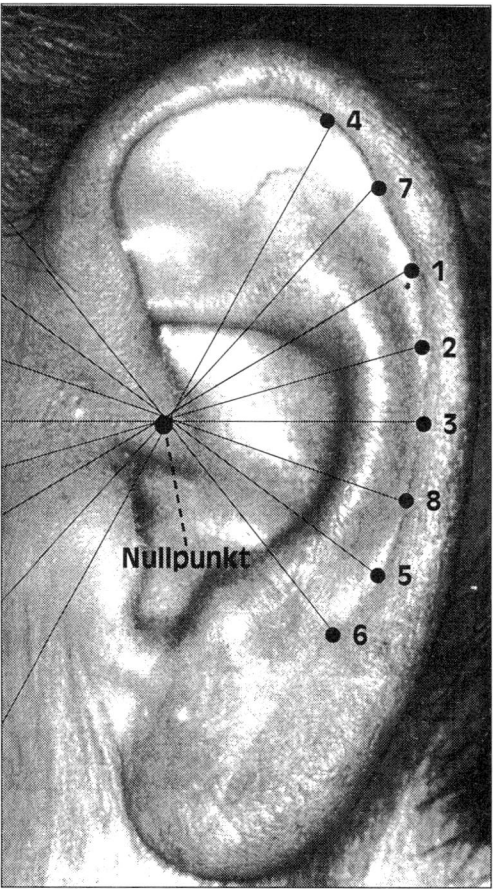

punktur festgelegt und unverändert in die Induktionstherapie übernommen.

Ihre topographische Lage ergibt sich aus den Punkten des Vorderschädels.

Ausgangspunkt ist einer der im vorhergehenden Kapitel beschriebenen Zahnpunkte. Von hier wird eine gerade Linie durch den Nullpunkt der Ohrakupunktur bis in die vegetative Rinne nach Günter Lange gezogen. Hier wird mit einem Punktsucher getastet. Die Druckdolenz ermöglicht das Auffinden des Punktes.

In Analogie zu den Schädelpunkten ergibt sich von oben nach unten die Reihenfolge :

Odonton 4   (Funktionskreis Lunge/Dickdarm)
Odonton 7   (Funktionskreis Milz-Pankreas/
                    Magen),
Odonton 1   (Funktionskreis Niere/Blase
Odonton 2   (Funktionskreis Niere/Blase)
Odonton 3   (Funktionskreis Leber/Galle)
Odonton 8   (Funktionskreis Herz/Dünndarm)
Odonton 5   (Funktionskreis Lunge/Dickdarm)
                    und schließlich
Odonton 6   (Funktionskreis Milz-Pankreas/
                    Magen).

Bei der Induktion über die Ohrpunkte ist zu beachten, daß im Gegensatz zur klassischen Aurikulotherapie (die bekanntermaßen kontralateral nadelt) immer beide Ohren der Behandlung zugeführt werden.

Abb. 49: Projektion der Zähne im Ohr

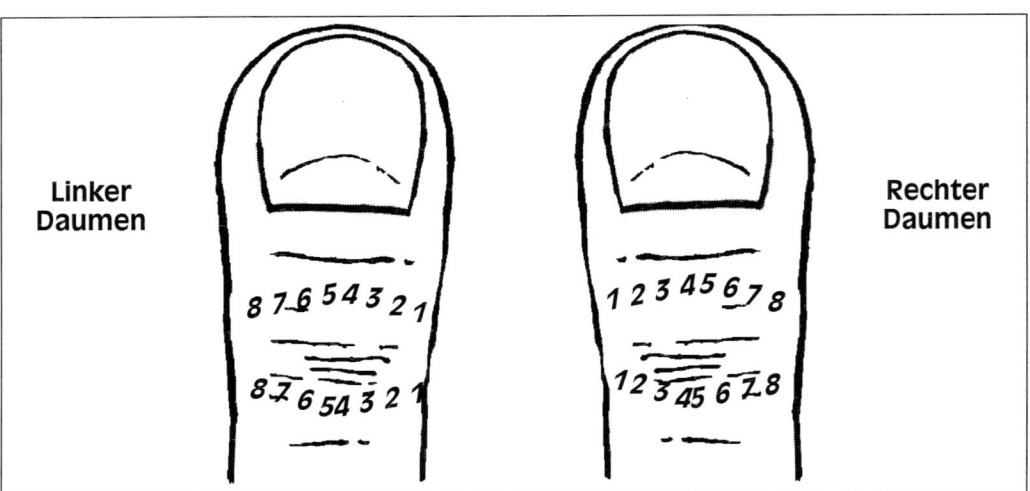

Linker Daumen

8 7 6 5 4 3 2 1

8 7 6 54 3 2 1

Rechter Daumen

1 2 3 45 6 7 8

1 2 3 45 6 7 8

Abb. 50: Die Projektion der Odontone am Daumen

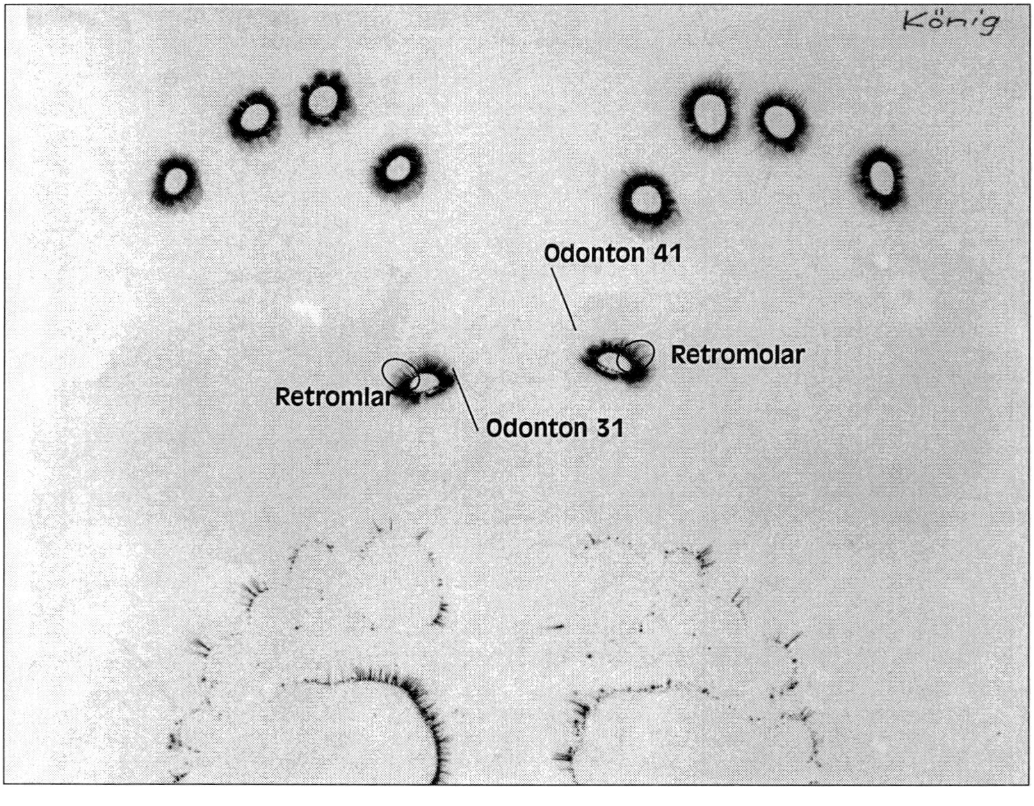

König

Odonton 41

Retromolar

Retromlar

Odonton 31

Abb. 51:

7.2.3. Die Odontonpunkte am Daumen

Diese Somatotopie verdanke ich dem Kollegen Schnitzlein aus Illertissen.

Die Zahnpunkte des Daumens gestatten eine quadrantenspezifische Einteilung der Odontone. So entspricht der Halbkreis oberhalb des linken Daumenendgelenkes dem linken Oberkiefer, also dem zweiten Quadranten. In der Zone unterhalb des linken Daumenendgelenkes präsentiert sich der linke Unterkiefer und somit der dritte Quadrant.

Am rechten Daumen ist die Situation analog.

Oberhalb des Endgelenkes projiziert sich der rechte Oberkiefer und demnach der erste Quadrant. Unterhalb des Endgelenkes befindet sich die Projektionszone des rechten Unterkiefers, des vierten Quadranten. Die Numerierung der Zähne 1 bis 8 erfolgt von medial nach lateral.
Wie beim Auffinden der Ohrpunkte wird auch hier mit dem Punktsucher getastet. Der therapierelevante Zahn zeigt sich durch seine Druckdolenz.

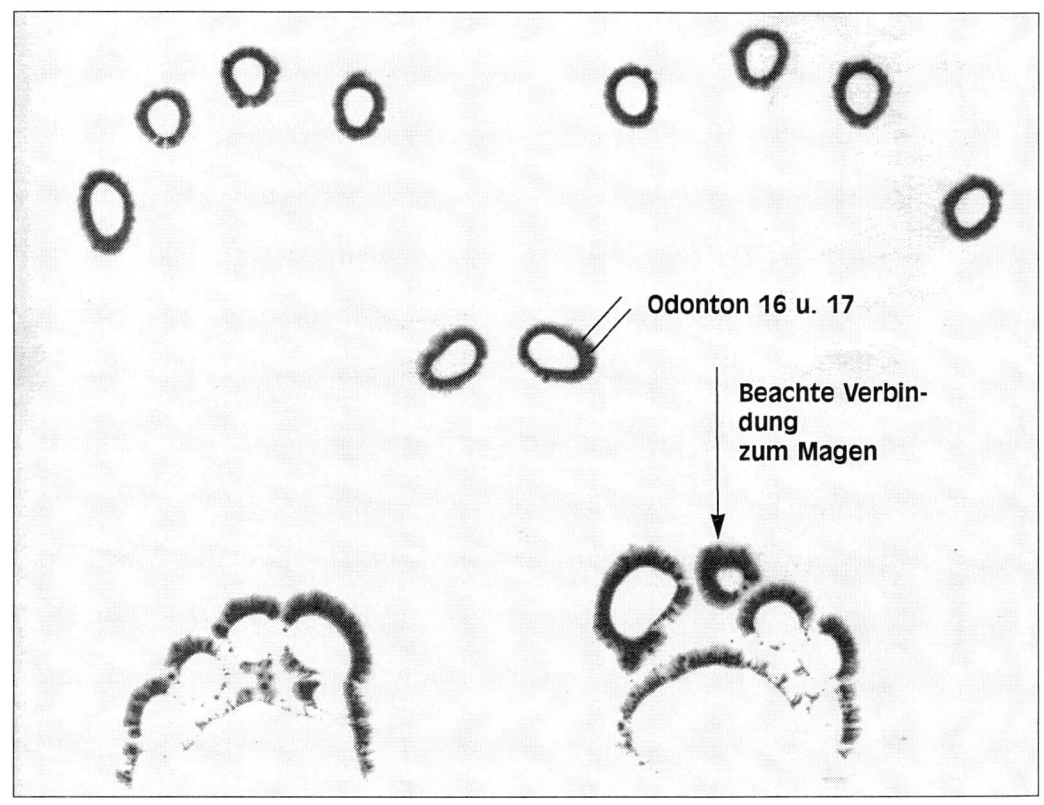

Odonton 16 u. 17

Beachte Verbindung zum Magen

Abb. 52:

Am Rande sei bemerkt, daß diese Somatotopie eine der Stärken der Energetischen
Terminalpunkt-Diagnose darstellt. Die Kirli-
anphotographie erlaubt die exakte Zuordnung der Odontone zum entsprechenden
Quadranten - eine Tatsache, die eine sehr
differenzierte Therapie möglich macht.

8. Andere Somatotopien

Prinzipiell läßt sich festhalten, daß jede Somatopie des Körpers der Induktionstherapie zugänglich ist.

All diesen Systemen ist gemeinsam, daß Proteine, Zellen oder Organe nach dem holistischen Prinzip, wonach alles im Kleinsten enthalten ist, die für sie typischen Frequenzmuster von innen nach außen projizieren. Sämtliche auf diese Art entstandenen Reflexzonen stellen gleichsam Verbindungsareale vom Körperinneren zum Körperäußeren dar. Auf diese Weise ist es möglich, sie als Kommunikationsschleusen zu nutzen. Das Wesen eines offenen kybernetischen Regelkreises wird deutlich. Über solche Zonen steht der Organismus in ständiger Wechselbeziehung zur Außenwelt. Informationsaustausch findet von innen nach außen sowie von außen nach innen statt. Diese Tatsache ist Grundlage aller reflektorischen Therapiesysteme.

Nachfolgend aufgeführte Somatotopien haben sich in der Praxis der Induktionstherapie besonders bewährt.

8.1 Die Somatotopie des Ohres

Als Begründer der heutigen Ohrakupunktur gilt zweifelsohne der Franzose Dr. Paul Nogier. Es ist sein Verdienst, fragmenthafte Überbleibsel einer uralten Therapieform zu einem neuen, anwendbaren Konzept entwickelt und neu aufgearbeitet zu haben.

Zu den profundesten Vertretern der modernen Ohrakupunktur zählt heute Günter Lange, dessen Name mit der Auriculo-Therapie untrennbar verbunden ist. Er beschreibt die Ohrmuschel des Menschen als „geschlossenes Reflexrelais, in dem sich die Gesamtheit des Menschen reflektiert". Interessant ist sein Hinweis, wonach die Größe der Organe im Ohr mit ihrer Projektion auf der Großhirnrinde vergleichbar ist.

Auch König/Wancura schreiben von der augenfälligen Übereinstimmung der Projektionen des Körperschemas auf dem Neocortex mit denen in der Ohrmuschel.

Bei erstem Hinsehen bietet die Vielzahl von Punkten auf einem vergleichsweise kleinen Areal einen verwirrenden Anblick. Dies relativiert sich jedoch im weiteren Verlauf der Behandlung, da die Nomenklatur des Punktes bereits den Hinweis auf seine Indikationen beinhaltet. Auf besonders bedeutsame Punkte wird speziell hingewiesen. Sie sind mit einem Stern (*) markiert.

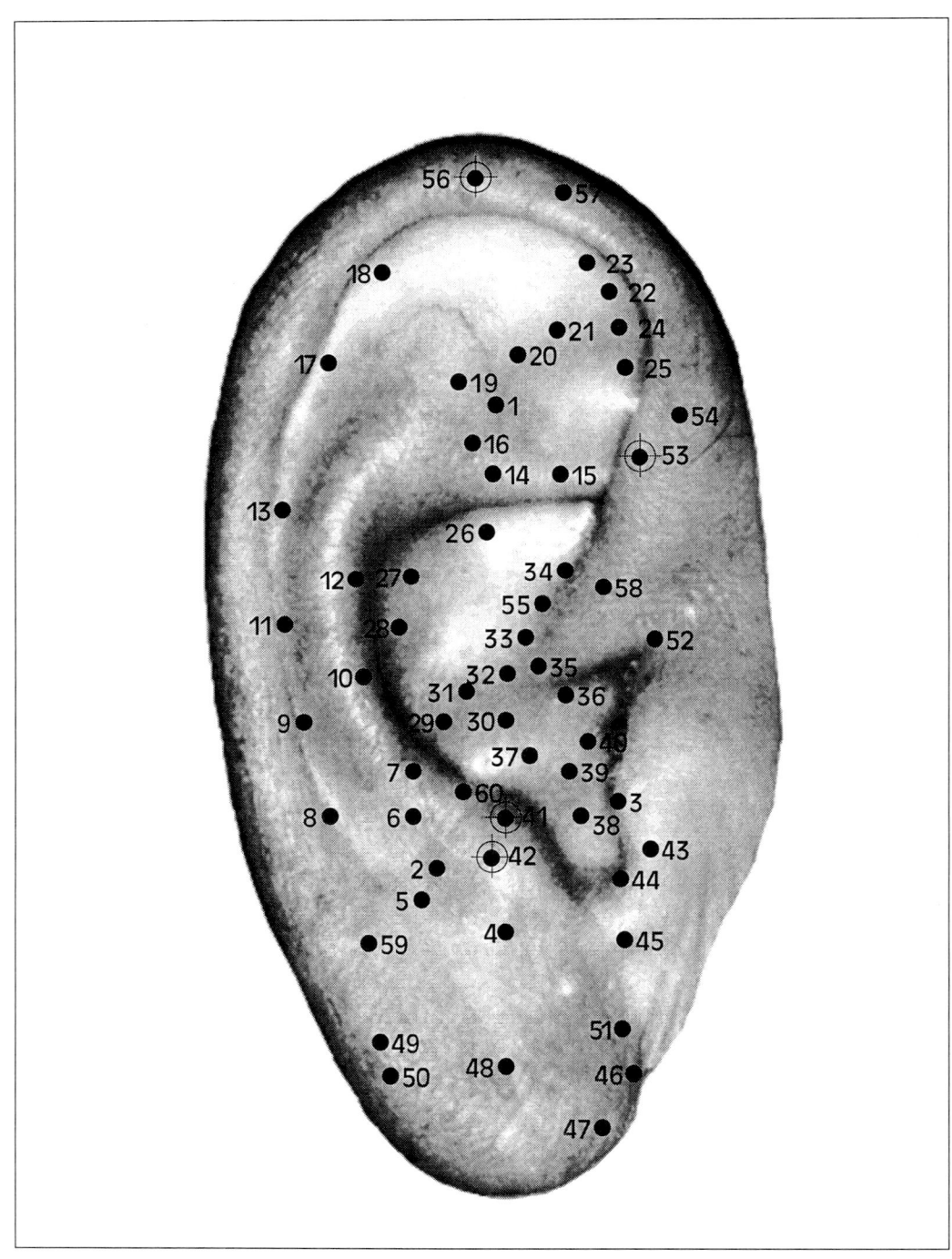

Abb. 53: Übersicht über die Akupunkturpunkte des Ohres

Die Numerierung der Punkte von 1 - 60 ist willkürlich gewählt. Die international geltende Nummer ist in Klammern aufgeführt.

P1 * (55 - Shen Men)
Allgemein entzündungshemmend, sedierend, schmerzlindernd. Analgesiepunkt. Lange beschreibt ihn als Punkt der formgebenden seelischen Energie.

P2 * (29 - Polster)
Allgemein entzündungshemmend, schmerzlindernd. Kopfschmerzen. Hauterkrankungen. Schwindel unklarer Genese. Erkrankungen des Respirationstraktes.

P3 * (13 - Nebenniere)
Einer der wichtigsten Punkte. Seine Behandlung regt die Nebenniere zur Bildung von Cortisol an. Daher wichtiger Entzündungspunkt. Entzündliche Hauterkrankungen. Rheumatischer Formenkreis. Psychisch und physisch tonisierend. Blutstillung (Hypermenorrhoe). Fiebersenkend.

P4 * (35 - Sonne)
Kopfschmerzen. Migräne. Schwindel unklarer Genese.

P5 (33 - Stirn)
Sinusitis frontalis. Stirnkopfschmerz. Rhinitis.

P6 (37 - HWS)
Erkrankungen der Halswirbelsäule. Niemals vergessen beim Schulter-Arm-Syndrom, bei Neuralgien im Plexus brachialis und bei der Epicondylitis.

P7 (41 - Hals)
Halsschmerzen

P8 (63 - Clavicula)
Schmerzen im Bereich der Clavicula. Schulter-Arm-Syndrom.

P9 (64 - Schultergelenk)
Schmerzen im Bereich der Schultergelenke. Neuralgien im Plexus brachialis.

P10 (39 - BWS)
Schmerzen im Bereich der Brustwirbelsäule. Intercostalneuralgie.

P11 (65 - Schulter)
Schmerzen im Bereich der Schulter. Periarthritis humero-scapularis. Neuralgien im Plexus brachialis.

P12 (40 - LWS)
Lumboischialgie. Iliosacral-Blockaden.

P13 (66 - Ellbogen)
Epicondylitis

P14 (53 - Gesäß)
Lumboischialgie. Schmerzen im Bereich des Gesäßes

P15 (52 - Nervus ischiadicus)
Ischialgie.

P16 (54 - Lendenschmerzpunkt)
Lumboischialgie

P17 (67 - Handwurzel)
Carpaltunnel-Syndrom (beachte HWS). Schmerzen im Bereich der Handwurzel.

P18 (62 - Finger)

Entzündliche Veränderungen der Finger-
gelenke

P19 (50 - Hüftgelenk)

Coxalgie. Coxarthrose.

P20 (49 - Kniegelenk)

Gonalgie. Gonarthrose. Alle Erkrankungen
des Kniegelenkes (Meniscopathien, Chon-
dropathien)

P21 (48 - Knöchel)

Sprunggelenksarthrose. Achillodynien. Alle
Traumata im Bereich des Sprunggelenkes.

P22 (47 - Ferse)

Fersensporn

P23 (46 - Zehe)

Schmerzen im Bereich der Zehen

**P24   (59 - Blutdrucksenkender
Punkt)**

Hypertone Regulationsstörungen

P25 (58 - Uterus)

Gynäkologische Erkrankungen. Beim Mann
bei Potenzstörungen u. Ejaculatio praecox.

P26 * (95 - Niere)

Erkrankungen des Urogenitalsystems. Er-
krankungen der Nebenniere. Kollapsnei-
gung. Gelenkerkrankungen. Tinnitus auris.
Allgemein analgesierend.
WICHTIGER PUNKT ZUR BEHANDLUNG DES
FUNKTIONSKREISES NIERE/BLASE

P27 * (96 - Pankreas. Gallenblase)

Links: Pankreatitis. Meteorismus.
WICHTIGER PUNKT ZUR BEHANDLUNG DES
FUNKTIONSKREISES   MILZ-PANKREAS/MA-
GEN
Rechts: Cholezystopathie

P28 *(97 - Leber) - nur rechtes Ohr

Hepatopathie. Meteorismus
WICHTIGER PUNKT ZUR BEHANDLUNG DES
FUNKTIONSKREISES LEBER/GALLE

P29 *(98 - Milz) - nur linkes Ohr

Hauterkrankungn. Hämatologische Erkran-
kungen
WICHTIGER PUNKT ZUR BEHANDLUNG DES
FUNKTIONSKREISES   MILZ-PANKREAS/MA-
GEN

P30 * (87 - Magen)

Ulcus ventriculi und duodeni.
Neurasthenie.Gastroduodenitis.
WICHTIGER PUNKT ZUR BEHANDLUNG DES
FUNKTIONSKREISES   MILZ-PANKREAS/MA-
GEN

P31 (89 - Duodenum)

Gastroduodenitis. Enterocolitis. Ulcus ventriculi und duodeni

P32 *(89 - Dünndarm)

Gastroduodenitis. Enterocolitis. Ulcus ven-
triculi und duodeni. Analgesiepunkt.
WICHTIGER PUNKT ZUR BEHANDLUNG DES
FUNKTIONSKREISES HERZ/DÜNNDARM

P33 (90 - Appendix IV)

Appendicitis

P34 *(91 - Colon)

Dyspepsie. Dysbacterie. Obstipation und Diarrhoe. Colitis. Vegetativ-funktionelle Störungen des Verdauungstraktes.
WICHTIGER PUNKT ZUR BEHANDLUNG DES FUNKTIONSKREISES LUNGE/DICKDARM

P35   (82 - Zwerchfell)

Entspricht dem Nullpunkt nach Nogier. Dysmenorrhoe. Hämatologische Erkrankungen. Ist verantwortlich für die Energieversorgung des Ohres

P36   (85 - Ösophagus)

Ösophagusspasmen. Ösophagusvarizen (beachte Leber). Nervöses Erbrechen bei Kindern.

P37 *(101 - Lunge)
P38 *(101 - Lunge)

Nahezu alle Erkrankungen des Respirationstraktes. Hauterkrankungen. Allergien.
WICHTIGE PUNKTE ZUR BEHANDLUNG DES FUNKTIONSKREISES LUNGE/DICKDARM

P39 *(100 - Herz)

Herzrhythmusstörungen. Kreislaufregulierend. Neurasthenie. Schlafstörungen.
WICHTIGER PUNKT ZUR BEHANDLUNG DES FUNKTIONSKREISES HERZ/DÜNNDARM

P40 (102 - Bronchus)

Bronchialerkrankungen

P41 *(34 - Graue Substanz) - liegt an der Innenseite des Antitragus

Analgesie. Antiphlogistisch. Sedierend. Kreislaufregulation.

P42 (31 - Asthma)

Wirkt auf das Atemzentrum. Hustenstillend. Asthma. Pruritus.

P43 (19 - Hochdruckpunkt)

Hypertone Regulationsstörungen

P44 * (22 - Endokrinium)

Dysmenorrhoe. Wichtiger Punkt zur Regulierung endokriner Regulationsstörungen (siehe Bedeutung der Hormone unter Kap.10.2.4).
Adnexitis. Pruritus vulvae. Entzündliche Veränderungen des Urogenital- und des Respirationstraktes. Hauterkrankungen

P45 (Anti-Aggressionspunkt)

Nach G. Lange ein Punkt, der zunehmend an Bedeutung gewinnt. Allgemeiner Punkt, um aggressives Verhalten zu therapieren. Wichtiger Suchtpunkt.

P46 (Angstpunkt)

Sowohl allgemeine als auch konkrete Angstzustände

P47 (Omega - Hauptpunkt)

Vegetative Dystonie

P48 (8 - Auge)

Hordeolum. Conjunctivitis. Entzündliche Augenerkrankungen. Opticusatrophie.
Unter Umständen wichtiger Punkt zur Behandlung des Funktionskreises Leber/Galle (Auge = Funktionsschlüssel)

P49 (9 - Innenohr)

Morbus Meniere. Tinnitus auris. Schwindel.

Unter Umständen wichtiger Punkt zur Behandlung des Funktionskreises Niere/ Blase (Ohr = Funktionsschlüssel)

P50 (Zone von Kummer, Freude, Hoffnung. Nach G. Lange)

Hoffnungslosigkeit. Mangel an Lebensfreude und -mut. Homöopathisch: Ignatia-Punkt

P51 (Antidepressionspunkt)

Depressionen. Sollte in der Induktionstherapie immer vor der Anwendung eines der drei Depressionsprogramme appliziert werden (siehe Kapitel 10.3.1 bis 10.3.3).

P52 (20 - Außenohr)

Entzündungen des äußeren Ohres. Tinnitus auris. Schwerhörigkeit.

Unter Umständen wichtiger Punkt zur Behandlung des Funktionskreises Niere/ Blase (Ohr = Funktionsschlüsel)

P53 *(51 - Vegetativum)

Vegetative Störungen. Hyper- und Hypotonie. Vegetative Erkrankungen des Gastro-Intestinal-Traktes.
Herzrhythmusstörungen. Dysmenorrhoe. Wirkt vegetativ stabilisierend.

P54 (79 - Äußere Genitalien)

Harnretention. Impotenz. Ejaculatio praecox. Störungen der Libido. Migräne.

P55 (Omega I)

Vegetative Störungen. Störungen im Eßverhalten. Nach G. Lange bei Diabetes mellitus und bei Amalgam-Belastungen.

P56 (Omega II)

Allergische Diathese.

P57 (78 - Ohrspitze)

Analgesierend. Sedierend. Allergische Diathese.

P58 (81 - Rektum)

Hämorrhoiden. Obstipation.
Schmerzen im Kreuz-Steißbeinbereich.
„Menschen, die nicht loslassen können".

P59 (Antidepressionspunkt)

Depressionen. Wie P51 kann auch dieser Punkt vor der Anwendung eines der drei Depressionsprogramme appliziert werden (siehe Kapitel 10.3.1 bis 10.3.3)

P60 (28 -Hirn)

Neuro-vegetative Symptomatik. Konfliktsituationen.

In der Induktionstherapie stellt das Prinzip der Ohrakupunktur eine eigenständige Somatotopie dar, in der alle Strukturen des menschlichen Organismus präsent sind. Auf kleinstem Raum bietet sich ein in sich geschlossenes Therapieareal. Die Auswahl der Punkte orientiert sich an deren Nomenklatur.
Eine Kombinationsbehandlung mit anderen Therapiezonen oder einem der vorgegebenen Programme ist möglich und wünschenswert.
Hierbei ist darauf zu achten, daß bei der Induktionsbehandlung immer beide Ohren der Therapie zugeführt werden. Über jedem Punkt wird jeweils eine Frequenz-

schaukel, d.h. 2 Minuten, induziert. Die Einzelfrequenz wird vorher durch Austesten der Wellenpunkte an der Stirn festgelegt.

8.2 Die norwegische Fußreflexzonen-Somatotopie

Die Somatotopie der Fußreflexzonen ist wohl eines der bekanntesten und verbreitetsten Therapieareale, das derzeit zur Verfügung steht. Über leicht zugängliche Zonen am Fuß bietet sich dem Behandler eine Topographie, die den gesamten Körper integriert und ähnlich der Ohrakupunktur ein geschlossenes Diagnose- und Therapiesystem darstellt.

Die sicherlich differenzierteste und ausgefeilteste Somatotopie wurde von der norwegischen Schule entwickelt. Unter der Ägide von Inger-Lise Knutsen und Walter Larssen von der skandinavischen Naturheilschule in Tonsberg entstand ein an Perfektion kaum mehr zu überbietendes System, bei dem sich der Körper bis in seine feinsten Strukturen an den Füßen repräsentiert.

Die Projektionen an der Unterseite der Großzehe sind hierbei für die Induktionstherapie von besonderem Interesse. Hier stellt sich das Gehirn mit all seinen Einzelstrukturen dar, angefangen bei der Großhirnrinde bis hin zur Medulla oblongata.

Im großen und ganzen ähnelt der Indikationsbereich der Großzehenpunkte dem des unter Kap.8.4 besprochenen Anwendungsspektrums der sieben Steuerungsorgane. Erfahrungen aus der Praxis legen jedoch

die Vermutung nahe, daß die Punkte der Fußreflexzonen eher organspezifisch wirken, d.h., ge- oder zerstörte Strukturen werden der Therapie zugeführt. So zeigte z.B. eine Behandlung der Punkte 6 = Thalamus/3 = Cerebrum / 2 = Cortex cerebri Resultate bei der Behandlung des Korsakow-Syndroms. Koordinationsstörungen reagierten auf die Therapie der Punkte 5 = Corpus callosum /10 = Cerebellum.

Postapoplektische Zustände oder cerebrale Entwicklungsstörungen ließen sich ebenfalls positiv beeinflussen.

Die Behandlung der Steuerungsorgane scheint dagegen eher übergeordneten Regulationscharakter zu besitzen (siehe Kap. 8.4).

Wie bei allen Punktinduktionen wird auch bei der Therapie der Fußreflexzonen zunächst die relevante Einzelfrequenz durch Austesten der Wellenpunkte an der Stirn festgelegt. Nach Behandlung dieses Punktes wird jeweils eine Frequenzschaukel pro Großzehenpunkt induziert. Es werden immer beide Zehen behandelt.

8.3 Das Prinzip des holistischen Kreuzes

Wie in Kapitel 2 erläutert, dienten die Wellenpunkte am Schädeldach lange Zeit als Grundzonen der Induktionstherapie. Sie besitzen nach wie vor übergeordneten Regulationscharakter und wurden lediglich aufgrund ihrer schwierigen Handhabung ersetzt.

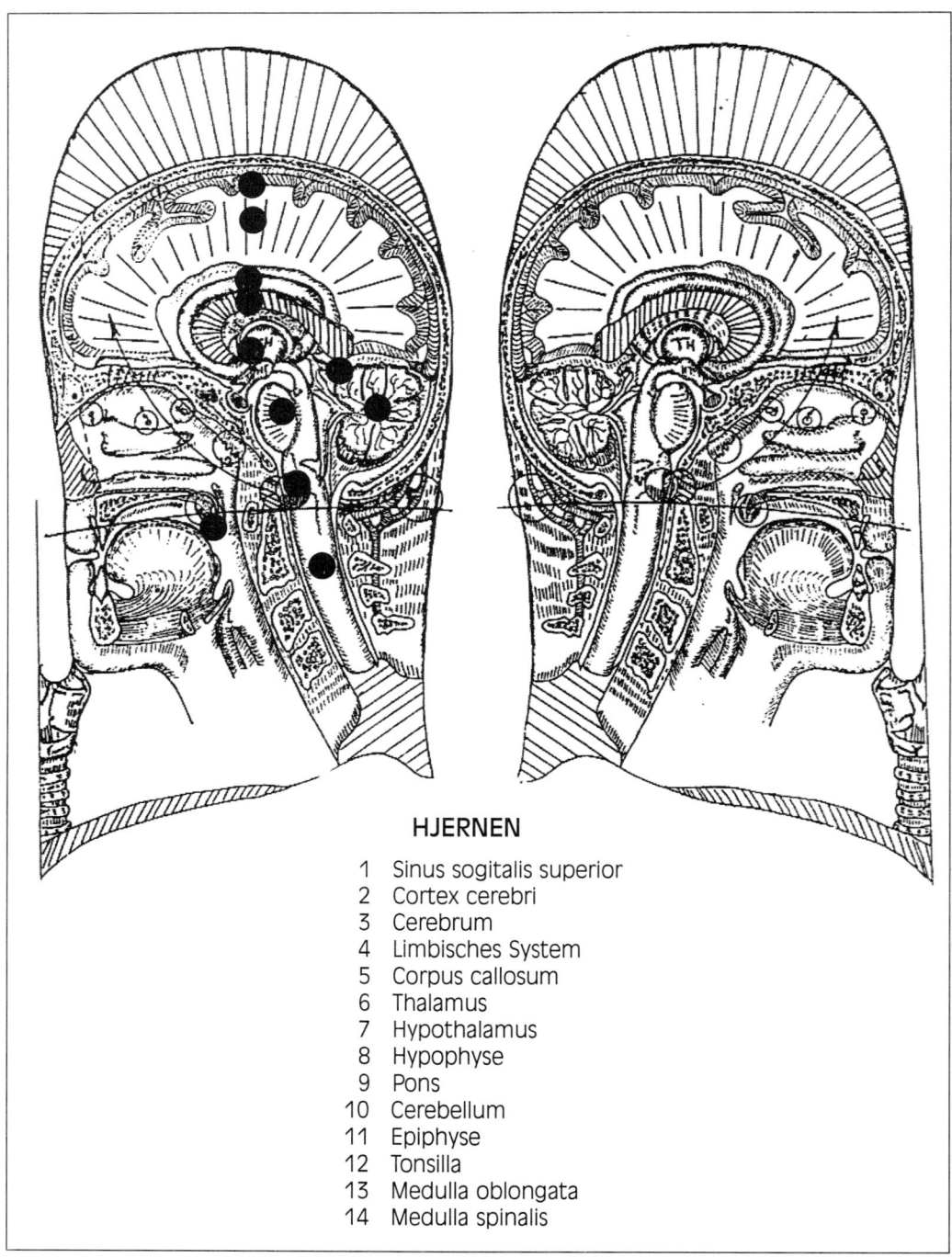

HJERNEN

1 Sinus sogitalis superior
2 Cortex cerebri
3 Cerebrum
4 Limbisches System
5 Corpus callosum
6 Thalamus
7 Hypothalamus
8 Hypophyse
9 Pons
10 Cerebellum
11 Epiphyse
12 Tonsilla
13 Medulla oblongata
14 Medulla spinalis

Abb. 54: Norwegische Fußreflexzonen:

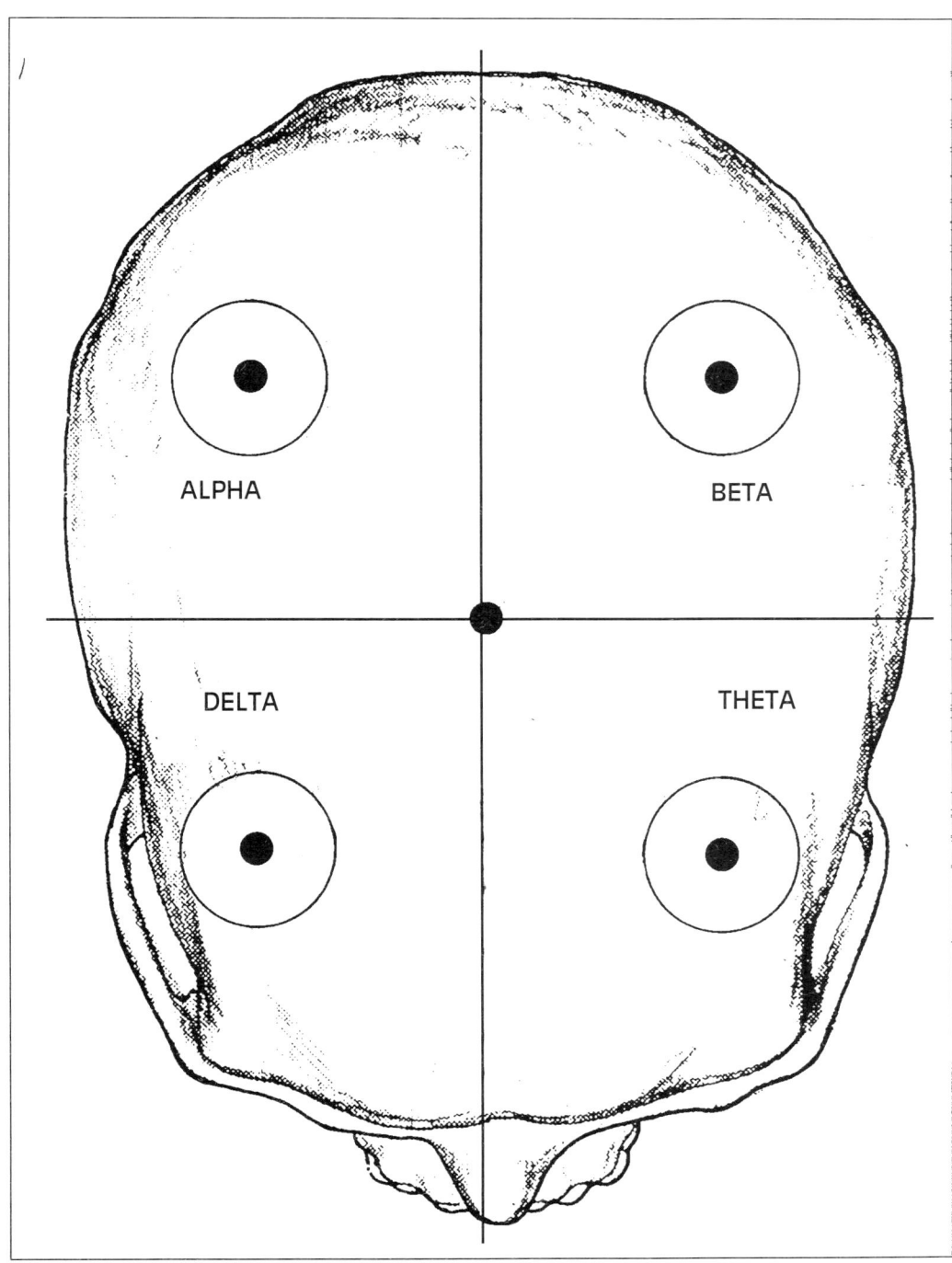

Abb. 55: Wellenpunkte auf dem Schädeldach

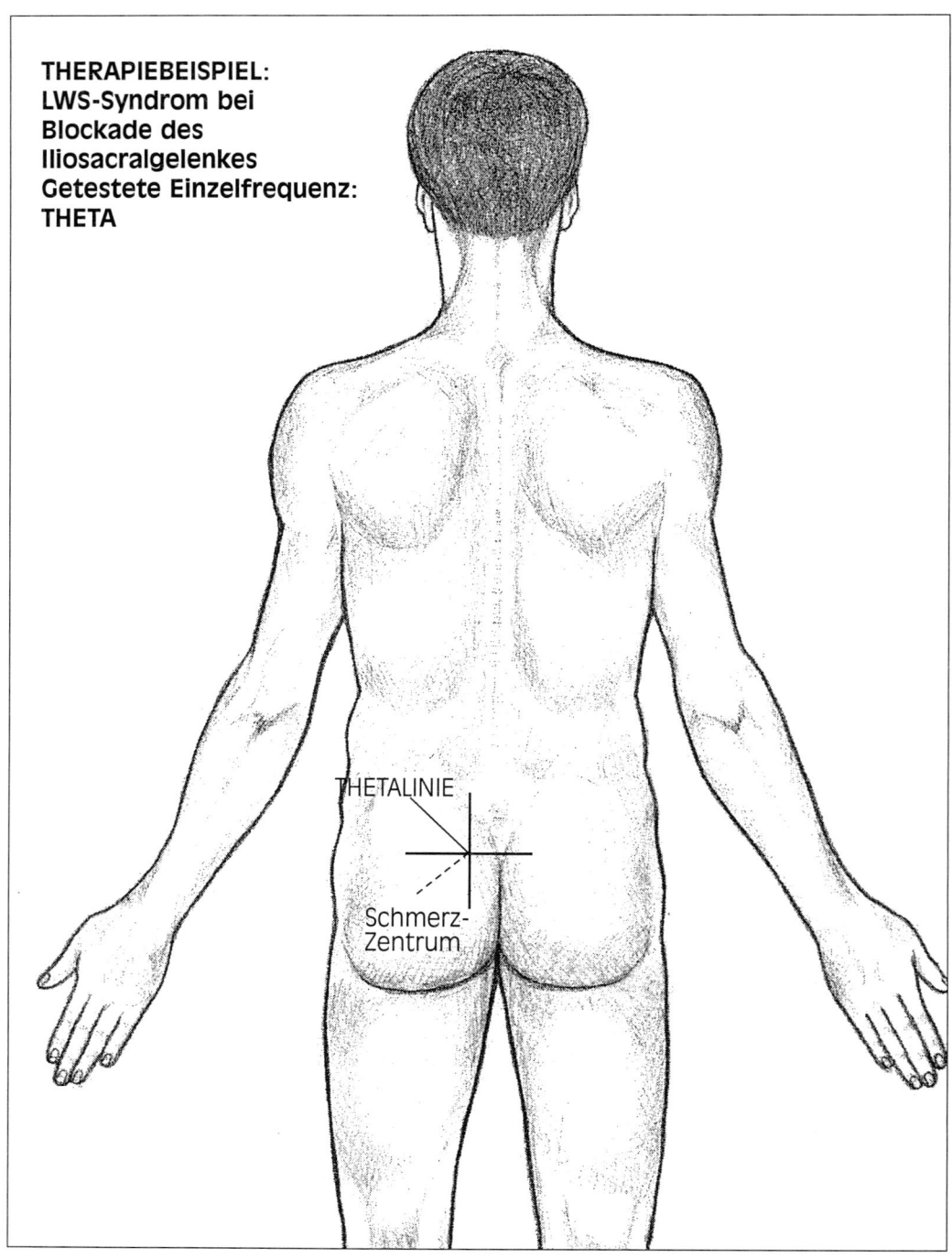

THERAPIEBEISPIEL:
LWS-Syndrom bei
Blockade des
Iliosacralgelenkes
Getestete Einzelfrequenz:
THETA

THETALINIE

Schmerz-
Zentrum

Abb. 56:

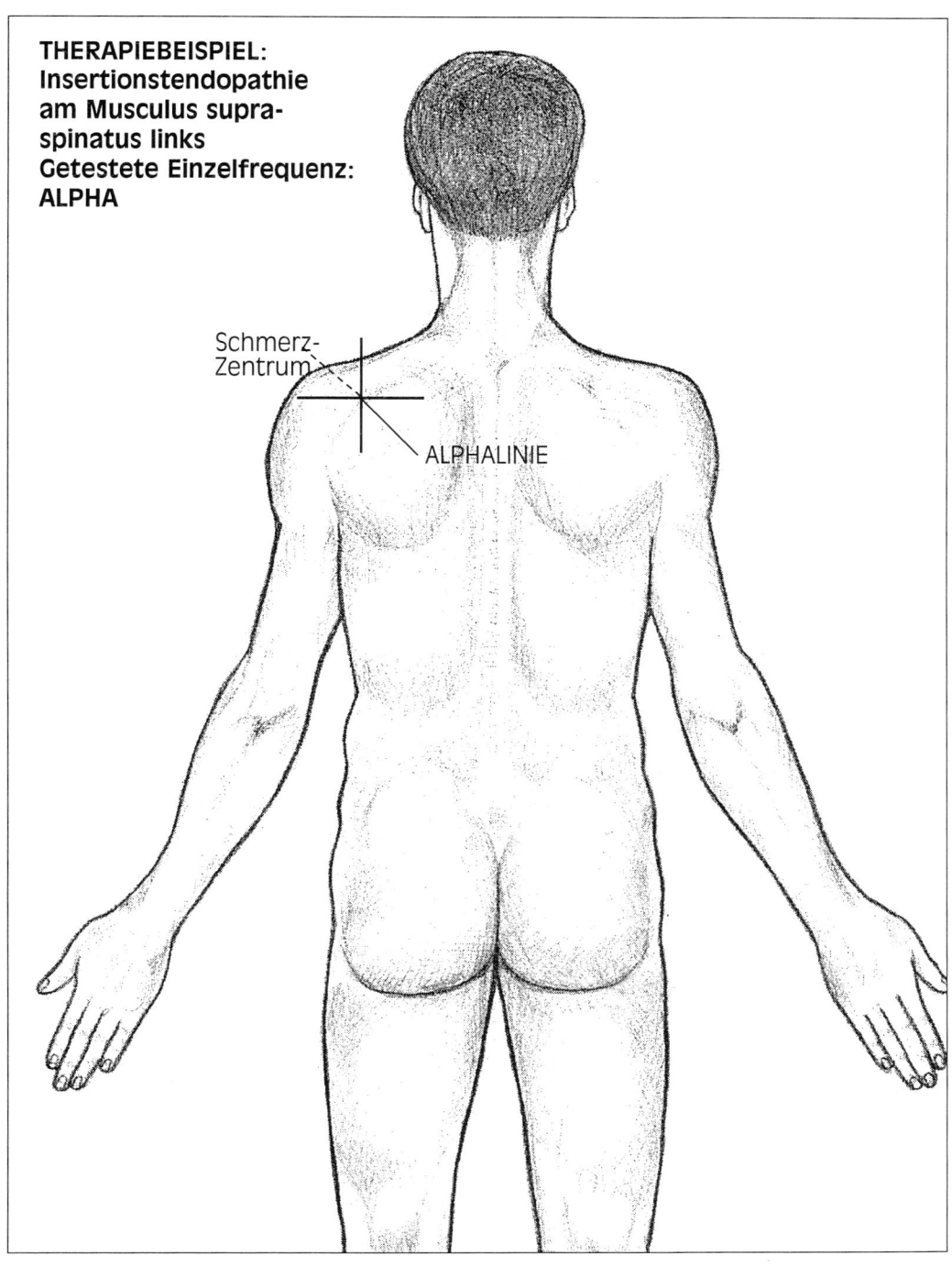

THERAPIEBEISPIEL:
Insertionstendopathie
am Musculus supra-
spinatus links
Getestete Einzelfrequenz:
ALPHA

Schmerz-
Zentrum

ALPHALINIE

Abb. 57:

Blickt man von oben auf das Schädeldach, so bilden die vier Punkte Beta, Alpha, Theta und Delta ein Kreuz, dessen Mittelpunkt durch den Akupunkturpunkt GG20 repräsentiert wird.

Legt man nun das holistische Prinzip zugrunde, wonach alles in allem enthalten ist, so ist dieses Kreuz exakt in der Form, wie es sich am Schädeldach darstellt, auf alle anderen Körperregionen übertragbar. Dabei ist von Bedeutung, bei Schmerzzuständen möglichst genau deren Zentrum zu ermitteln. Auf dieses Zentrum wird der Mittelpunkt des (gedachten) Kreuzes projiziert. Im Winkel von 45 Grad wird dann eine Linie durch das entsprechende Frequenzfeld gezogen.

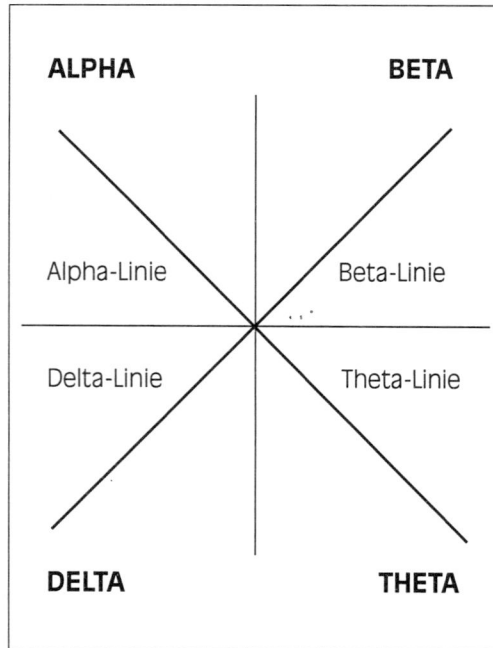

Abb. 58: Das Holistische Kreuz

Anschließend wird die therapierelevante Einzelfrequenz an der Stirn ausgetestet und über der Frequenzlinie induziert. Die Länge der Linie sollte in etwa der Ausdehnung des Schmerzes entsprechen. Die Dauer der Behandlung beträgt wieder eine Frequenzschaukel, also zwei Minuten. Zwei Beispiele verdeutlichen die Vorgehensweise (siehe Abb. 56 und 57).

8.4 Die sieben Steuerungsorgane

Zugegebenermaßen erweist sich die Therapie über die sieben Steuerungsorgane zunächst als reichlich abstrakt. Anders als bei einer Behandlung über eine der oben genannten Somatotopien ist der Bezug zur Realität hier nicht auf den ersten Blick auszumachen. In der offiziellen Medizin haben diese Regulationszentren überwiegend deskriptiven, bestenfalls funktionellen Charakter, niemals jedoch therapeutischen. Betrachtet man ihre Funktionen jedoch im Rahmen größerer Zusammenhänge, so werden die übergeordneten Eigenschaften deutlich, die ihnen ihre Schüsselstellung verleihen.

Sie sind vergleichbar mit der Management-Ebene eines Unternehmens. Hier liegt die hierarchische Spitze, von der aus alle untergeordneten Teilbereiche geleitet werden. Das Kurieren an Symptomen gleicht einem Unternehmensberater, der bei schlecht laufenden Geschäften zunächst die Arbeiterbelegschaft auswechselt. Werden auf höherer Ebene jedoch dieselben Fehlentscheidungen getroffen wie zuvor, wird sich an der grundlegenden Problematik auf

Dauer wenig ändern. Diese „Chefposition" ist es, die die Steuerungsorgane in der Therapie so bedeutsam macht. Dabei stehen sie in ständiger Wechselbeziehung mit den unterschiedlichsten Strukturen des Großhirns. Die moderne Neurologie spricht in diesem Zusammenhang von „cortical-subcorticalen Rückkopplungsschleifen".

Alle sieben Steuerungsorgane besitzen Punkte, die auf die Hautoberfläche projizieren und über die sie regulierend beeinflußt werden können. Wie dabei vorzugehen ist, wird am Ende des Kapitels dargestellt. Es ist das Verdienst Peter Mandels, diese Punkte größtenteils entdeckt, systematisiert und so einer geordneten Behandlung zugänglich gemacht zu haben.

Es sei ausdrücklich darauf hingewiesen, daß die folgende Beschreibung der Steuerungsorgane keinen Anspruch auf Vollständigkeit erheben kann.

8.4.1 Thalamus

Der Thalamus gilt als Umschaltstation für akustische, vor allem jedoch optische Reize. Über seine thalamo-corticalen Faserverbindungen projiziert er zum visuellen Cortex, mit dem er Rückkopplungsmechanismen eingeht. Er bildet außerdem die größte subcorticale (und damit noch unbewußt arbeitende) Sammelstelle für sensible und sensorische Reize der Innen- und Außenwelt, die er gleichfalls zur Großhirnrinde (die bewußt arbeitet) weiterschaltet. Aus diesem Grund wird er als „Tor zum Bewußt-

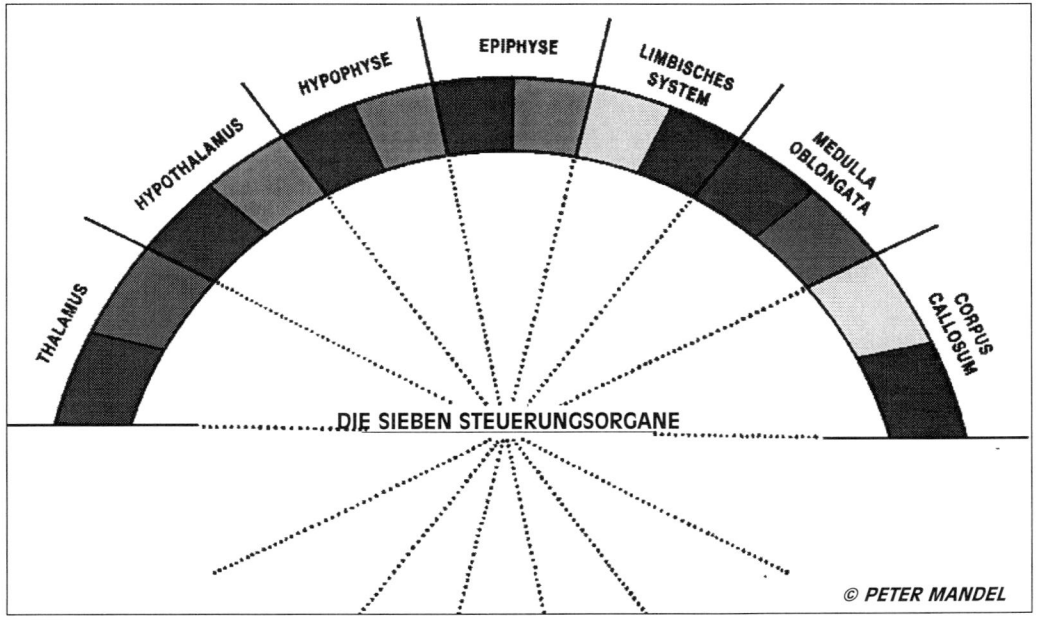

Abb. 59: Die sieben Steuerungsorgane

sein" bezeichnet. Für die Funktion des Neocortex ist er somit von entscheidender Bedeutung, und eine Beeinträchtigung des Thalamus führt zwingend zu Ausfällen in Bereichen des Großhirns.

Darüber hinaus ist der Thalamus eines der wichtigsten Koordinierungszentren. Er verknüpft Berührungs-, Schmerz- und Temperatur- mit Geschmacks-, Eingeweide- und Gleichgewichtsempfindungen. Bei dieser Synthese werden affektbetonte Reaktionen erzeugt, wie beispielsweise Lust oder Unlust.

Durch Projektionen vom Cortex einerseits und Verbindungen zum extrapyramidalen System andererseits ist der Thalamus am Zustandekommen von Psychoreflexen beteiligt, deren Erregungssignale umcodiert werden und die dann als motorische Reaktionen zum Ausdruck kommen. Zu diesen motorischen Reaktionen gehören unter anderem Schmerzäußerungen oder Abwehr- und Fluchtreflexe.

Wie in Kapitel 4 bereits erwähnt, spielt der Thalamus im Rahmen der Induktionstherapie insofern eine bedeutsame Rolle, als er

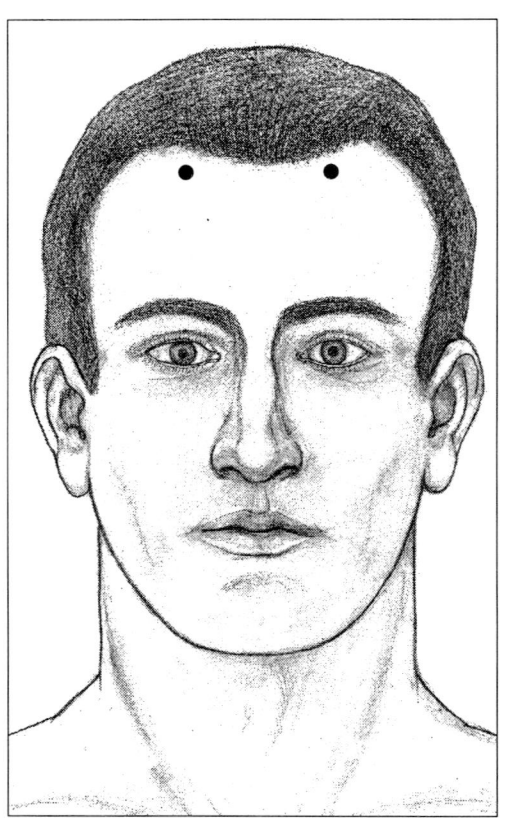

Abb. 60: Kopfpunkte des Thalamus

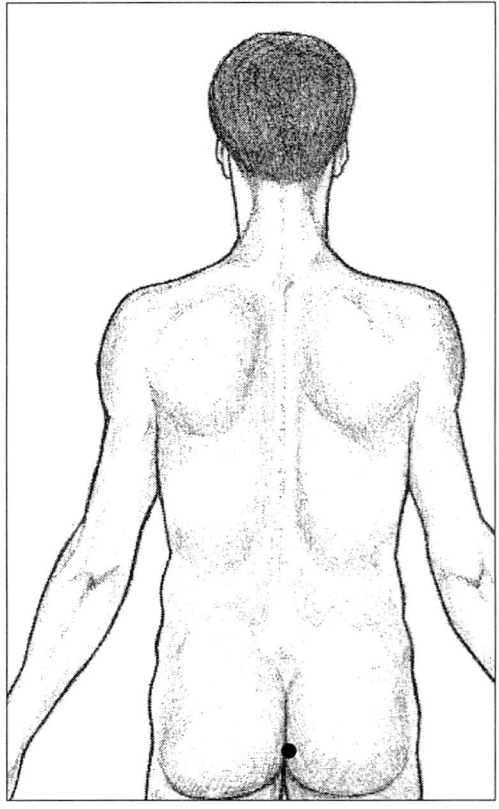

Abb. 61: Beckenpunkte des Thalamus an der Steißbeinspitze

die Oberflächensensibilität der Haut verantwortet. Es sei hier der Vollständigkeit halber nochmals erwähnt.

Der Thalamus ist in drei Punktzonen auf dem Körper repräsentiert:

Zwei Punkte liegen am Vorderschädel, unmittelbar an der Haargenze auf einer senkrechten Linie von der Pupillenmitte nach oben.

Der dritte Punkt befindet sich direkt auf der Spitze des Steißbeins.

8.4.2 Hypothalamus

Als Teil des Zwischenhirnes repräsentiert der Hypothalamus eine unterhalb des Thalamus gelegene zentralnervöse Region, in der sich zahlreiche, dem vegetativen Nervensystem übergeordnete Regulationszentren befinden. Von hier aus erfolgt u.a. die Steuerung des Fett- und Wasserstoffwechsels, des Wach- und Schlafrhythmus, der Kreislauf- und Atemregulation sowie der Genitalfunktionen. Durch Bildung von sog. Releasing- und Inhibitingfaktoren nimmt

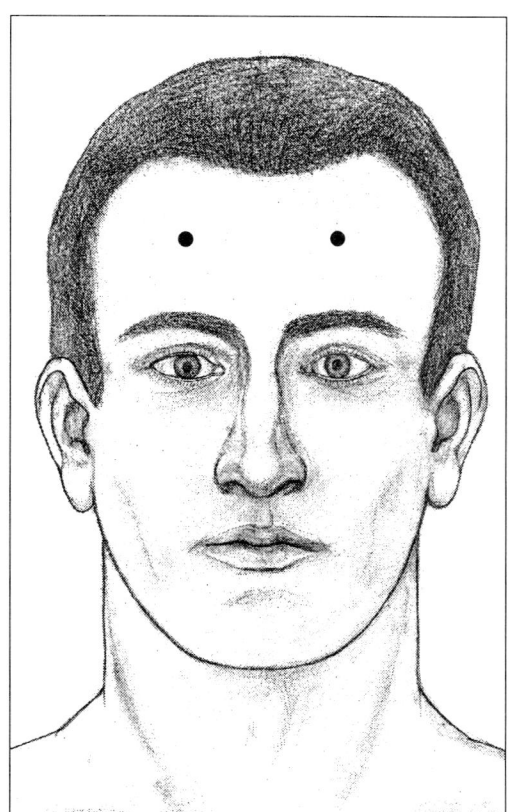

Abb. 62: Kopfpunkte des Hypothalamus

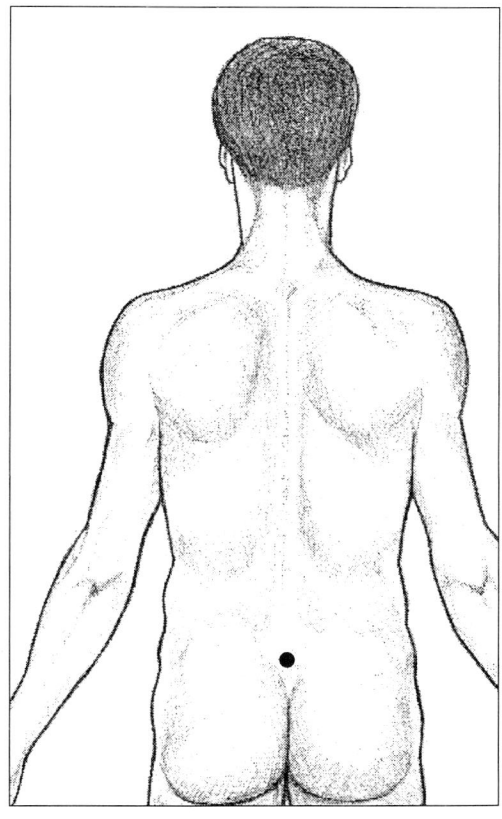

Abb. 63: Beckenpunkte des Hypothalamus

der Hypothalamus regulierenden Einfluß auf die Hormonproduktion der Hypophyse. Aus diesem Grund gilt er als oberste endokrine und vegetative Instanz. Auf die Bedeutung der Hormone bei formativen und funktionellen Prozessen wird in Kapitel 10.2.4. eingegangen.

Für die Therapie von besonderer Bedeutung ist die Rolle des Hypothalamus als „Regler des inneren Milieus". Unter dem Begriff „inneres Milieu" ist in erster Linie die Funktionstüchtigkeit aller Schleimhäute zu verstehen. Schon Pasteur formulierte den Aphorismus: "Der Erreger ist nichts, das Milieu ist alles", und so ist der Hypothalamus bei der Behandlung von Allergien, Mykosen oder anderen schleimhautbedingten Erkrankungen nicht mehr hinwegzudenken. Nicht der Pilz oder das Bakterium machen krank. Alle Mikroorganismen erhalten ihre Virulenz erst durch die reduzierte immunologische Situation der Schleimhäute, die vom Hypothalamus reguliert wird.

Darüberhinaus ist der Hypothalamus über seine Verbindungen zum Limbischen

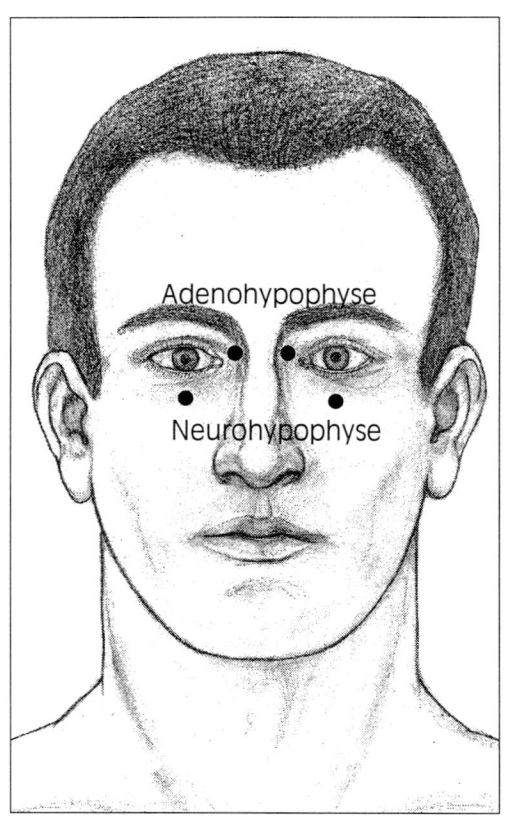

Abb. 64: Kopfpunkte des Hypophyse

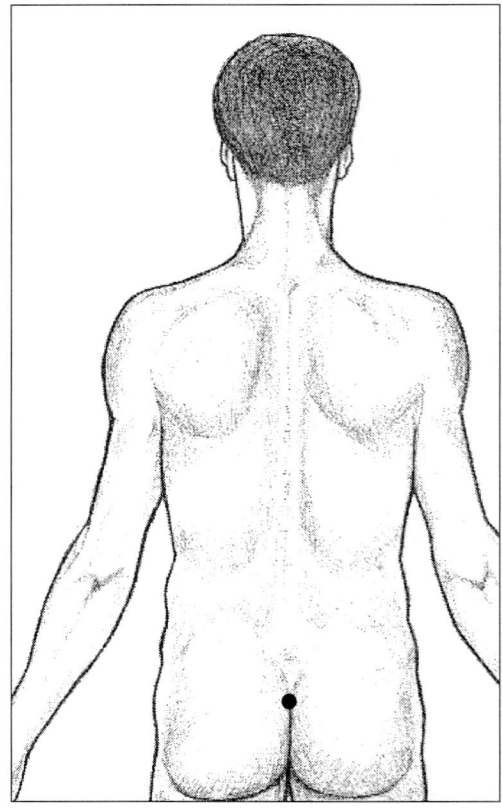

Abb. 65: Beckenpunkt der Hypophyse

System an der Entstehung von psychisch-emotionalen Faktoren beteiligt. So gilt unter anderem eine gestörte Sexualfunktion, die durch Streßsituationen verursacht worden ist, als Ausdruck einer Fehlsteuerung des hypothalamisch-hypophysären Systems.

Die Therapiepunkte des Hypothalamus liegen, polar angelegt, auf der Hälfte der Verbindungslinie Auge-Thalamus, in der Mittellinie der Stirn. Ein dritter Punkt befindet sich exakt in der Mitte des Os sacrum.

8.4.3 Hypophyse

Die Hypophyse ist etwa kirschgroß und liegt in der Sella turcica (Türkensattel) im Zentrum der Schädelbasis. Sie verfügt über direkte Verbindungen zum Hypothalamus, mit dem sie sowohl morphologisch als auch funktionell eine Einheit bildet (hypophysär-hypothalamischer Regelkreis). Sie besteht aus zwei genetisch unterschiedlichen Hauptteilen, der Adenohypophyse (Hypophysenvorderlappen, Drüsenteil) und der Neurohypophyse (Hypophysenhinterlappen, Hirnteil).

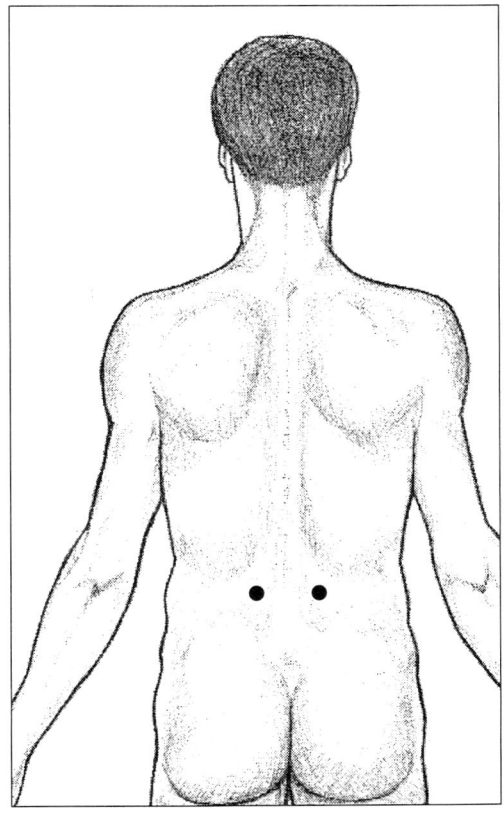

Abb. 66: Kopfpunkt der Epiphyse   Abb. 67: Beckenpunkte der Epiphyse

Die Hypophyse gilt als Schaltstelle des endokrinen Systems. Jeglicher Informationsaustausch zwischen innerorganischen und innersektretorischen Mechanismen wird über die Hypophyse abgewickelt. Sie erhält Impulse vom Hypothalamus, die sie umsetzt in die Bildung von sechs sog. Proteohormonen: das Wachstumshormon STH (somatotropes Hormon), die beiden gonadotropen Hormone FSH (follikelstimulierendes Hormon) und LH (luteinisierendes Hormon), das Prolaktin, das TSH (thyreostimulierendes Hormon) sowie das ACTH (adenocorticotropes Hormon).

Die Proteohormone stimulieren periphere endokrine Drüsen. Erwähnt sei in diesem Zusammenhang, daß es Riedweg gelungen zu sein scheint, ein weiteres Hypophysenhormon zu entdecken, das von ihm so benannte Immunotropin. Dies würde die auch vom Autor immer wieder beobachtete Rolle der Hypophyse bei immunologischen Fehlsteuerungen erklären.

Darüberhinaus wird der Hypophyse eine Rolle als sog. Gefühlsdrüse zugeschrieben. Wie in der Praxis häufig zu beobachten ist, gehen zahlreiche psychische Alterationen einher mit endokrinen Regulationsstörungen. Hier seien stellvertretend die seelischen Belastungen in der Pubertät oder das prämenstruelle Syndrom (PMS) erwähnt. Allerdings erfordert der Begriff „Gefühl" eine sehr differenzierte Betrachtung, auf die bei der Beschreibung des limbischen Systems näher eingegangen wird (siehe Kap. 8.4.5). Bei den Punktprojektionen der Hypophyse am Schädel wird unterschieden zwischen Adeno- und Neurohypophyse. Die Punkte des Hypophysenvorderlappens entsprechen den Akupunkturpunkten Blase1 im Bereich des Angulus oculi-nasalis, diejenigen des Hypophysenhinterlappens den Akupunkturpunkten Magen1 in der Margo infraorbitalis, senkrecht unter der Pupillenmitte. Der gemeinsame Beckenpunkt für beide Hypophysenteile entspricht dem Akupunkturpunkt GG2 am oberen Ende der Analfalte.

8.4.4 Epiphyse

Die Epiphyse (auch Corpus pineale, Zirbeldrüse oder Lichtdrüse genannt) findet in der Literatur kaum Erwähnung. Im Pschyrembel wird sie als eine an der Schädelbasis liegende Drüse bezeichnet, deren endokrine Funktion ungeklärt ist.

Historisch bedeutsam wurde sie, als ihr Descartes den Sitz der Psyche zuordnete und damit die Trennung von Körper und Seele vollzog.

Die Esoterik bringt das Corpus pineale mit dem Scheitelchakra in Verbindung, was insofern interessant ist, als in diesem Bereich auch der innere Verlauf des Lebermeridianes endet. Diese Verbindung zur Leber ist funktionell-morphologisch nachweisbar über das Hormon Melatonin, das in der Epiphyse gebildet wird und maßgeblichen Anteil bei der Entstehung von Depressionen hat. Ein Zuviel an Melatonin verursacht extreme Müdigkeit, ein Zuwenig führt zwingend zu Schlaflosigkeit. Bezeichnenderweise wurden in der Ganzheitsmedizin Depressive seit jeher einer Leberthe-rapie zugeführt.

Darüberhinaus ist das Melatonin an der Regulierung der Prolaktin-Synthese betei-ligt. Prolaktin ist ein Proteohormon des Hypophysenvorderlappens und steuert neben anderen Hormonen die Milchsekre-tion und den Menstruationszyklus.

Neuere Untersuchungen weisen darauf hin, daß die Epiphyse als zentrales Steue-rungsorgan unserer inneren Zeituhr anzu-sehen ist und somit circadiane Rhythmen

beeinflußt. Der Therapiepunkt der Epiphy-se am Kopf entspricht dem Yin-Trang, dem Zwischenaugenbrauenpunkt. Die Becken-punkte liegen exakt über dem ersten Sakralforamen und repräsentieren den Akupunkturpunkt Blase 31.

8.4.5 Limbisches System

Das limbische System wird in der neueren Literatur als limbische Struktur bezeichnet, da es aus mehreren, in ihrer Funktion unterschiedlichen Kerngebieten des Mittel-

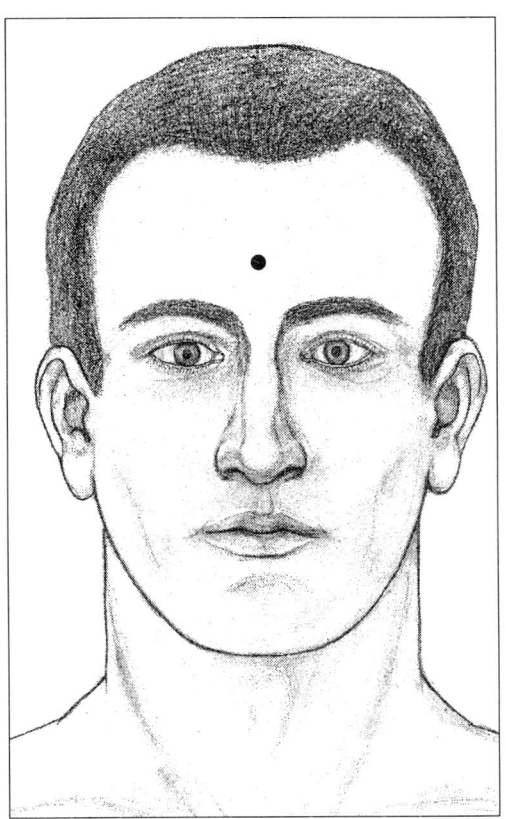

Abb. 68: Kopfpunkt des Limbischen Systems

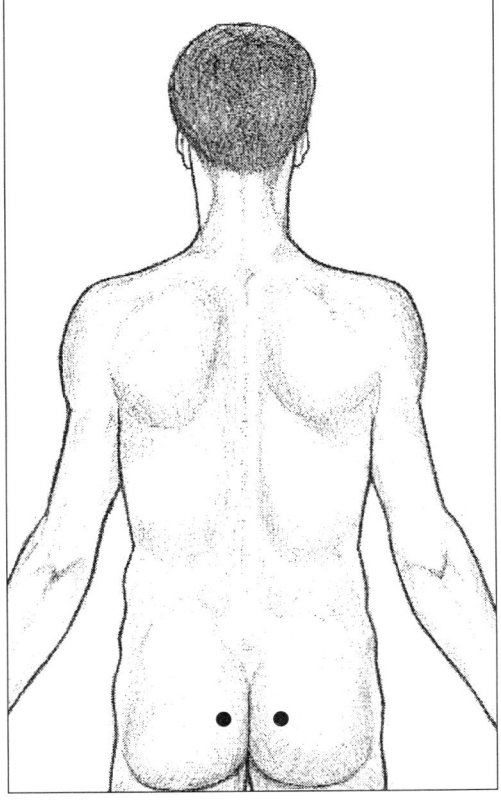

Abb. 69: Beckenpunkte des Limbischen Systems

hirns besteht. Dazu gehören unter anderem der Hippocampus, das Septum, die Amygdala (Mandelkern) und eine Reihe von Basalganglien. Evolutionsgeschichtlich entwickelte es sich nach dem sog. Reptiliengehirn, von dem es anatomisch und strukurell zu unterscheiden ist. Durch seine Topographie zwischen Stammhirn und Cortex wird es vereinfachend auch als Mittelhirn bezeichnet.

Die Funktion der limbischen Strukturen lag lange Zeit im naturwissenschaftlichen Nebel. Durch seine Verbindungen zum olfactorischen System wurde es mit der Verarbeitung von Geruchsinformationen in Zusammenhang gebracht, weshalb es auch als Rhinencephalon, als Riechhirn bezeichnet wurde. Diese Überlegungen erwiesen sich zwar als richtig, wurden der Gesamtheit des Limbischen System jedoch nicht gerecht.

Erst 1937 kam der amerikanische Forscher Papez den limbischen Strukturen auf die Spur. Er stellte die für die damalige Zeit provokante Frage: „Ist Emotion ein Produkt der Magie, oder ist es ein physiologischer Prozeß, der von anatomischen Mechanismen abhängt?" Und obwohl er in einigen Punkten durch spätere Untersuchungen widerlegt wurde blieb die Erkenntnis, daß es sich beim Limbischen System um den „Sitz unserer Emotionen" handelt. Auch wenn diese Ansicht bei einigen Hirnforschern als Vereinfachung gilt, so bleibt sie als Kernaussage doch richtig.

An dieser Stelle sind einige Bemerkungen zum Begriff der „Emotion" vonnöten, da sich aus ihnen die Bedeutung des Limbischen Systems für die Praxis ergibt.

Grundsätzlich ist Emotion nicht gleichzusetzen mit Gefühl, ja sie steht sogar im krassen Gegensatz dazu. Gefühl bedeutet eine Art bewußtes Empfinden und setzt einen Erkenntnisprozeß voraus. Wer beispielsweise seine Ehefrau liebt, auf einen Mitarbeiter zornig ist oder seinen Nachbarn haßt, ist in der Lage, solche Empfindungen zu reflektieren und zu artikulieren. Gefühlen wird Ausdruck verliehen, weil sie als solche bewußt wahrgenomen werden. Und sie sind eine Gabe, die einzig allein dem Menschen vorbehalten ist.

Emotion hingegen vertritt alles Triebhafte, alles Nicht-Reflektierte, alles Unterschwellige, auf das der Betreffende programmatisch und ohne (Selbst-) Bewußtsein reagiert. Schon die Bezeichnung „reagieren" impliziert, daß das „Gesetz des Handelns" von außen diktiert ist. Der Mensch verliert seine Rolle als Programmierer seines eigenen Lebens und wird selbst zum Programm. Ein Programm jedoch, das andere schreiben.

Unbewußt wird diese Situation von vielen wahrgenommen, aber nicht erkannt. Wie erwähnt, fehlt der Emotion der Vorgang der bewußten Reflektion. Kompensationsmechanismen greifen Platz, um das Unbehagen zu verdrängen. Aber auch diese Kompensationsmechanismen werden nicht als solche realisiert, sondern erhalten im Laufe der Zeit eine Eigendynamik. Die Schere zwischen innerer und äußerer Realität klafft immer weiter auseinander, der circulus vitiosus beginnt, und der Weg in die Krankheit ist vorgezeichnet. Die tägliche Praxis zeigt, daß hier der Ursprung zahlreicher Erkrankungen zu suchen ist. Im Extremfall münden Emotionen ins Konflikthafte - nach Hamer der Beginn der Carcinogenese.

Diese Bemerkungen waren notwendig, um den Stellenwert der limbischen Strukturen in der Praxis zu verdeutlichen. Peter Mandel bezeichnet dieses System als „Mülleimer der Emotionen", der von Zeit zu Zeit ausgeleert werden muß. Auch er beschreibt seine Erfahrungen, wonach der limbische Bereich immer eng an die Neurasthenie gebunden ist und somit in den Mittelpunkt therapeutischer Überlegungen rückt.

Daraus resultiert auch die Topographie der nach außen projizierten Behandlungspunkte. Der Kopfpunkt für das limbische System liegt in der Mitte der sog. Neurasthenielinie der chinesischen Kopfakupunktur. Sie entspricht der Linie, auf der sich die Wellenpunkte der Induktionstherapie befinden und verläuft, wie erwähnt, ca. 1 Querfinger oberhalb von Yin-Trang horizontal über die Stirn.
Die Beckenpunkte befinden sich ca. 2 Querfinger neben der Analfalte in Höhe einer halbierten Senkrechten zwischen den Punkten der Hypophyse und des Thalamus. (siehe Abb. 69)

8.4.6 Medulla oblongata

Die Medulla oblongata wird auch als verlängertes Rückenmark bezeichnet. Sie beginnt in Höhe des ersten Zervikalsegments und bildet dadurch den unteren Anteil des Rhombencephalons, des Rautenhirns. Ihre Ausdehnung erstreckt sich ventral bis zum unteren Rand der Pons (Brücke), dorsal bis zur Mitte der Rautengrube. Sie beherbergt die Formatio reticularis, ein System aus longitudinal und transversal verlaufenden Fasern mit eingelager-

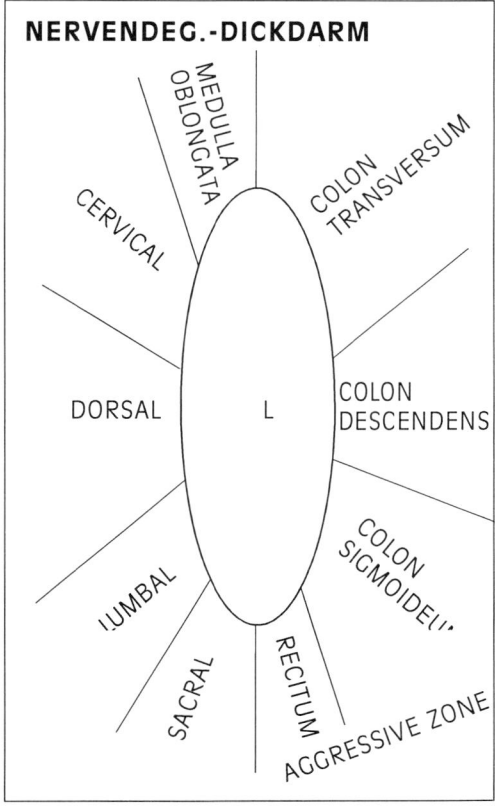

Abb. 70: Ausschnitt links aus der E-T-D-Topografie: Projektion der Medulla oblongata im Umfluß Dickdarm-Nervendegeneration

ten Kernen, die sich ihrerseits zu überlebenswichtigen Zentren verbinden. So befinden sich hier u.a. das Atem-, das Schluck- und das Brechzentrum. In der Fossa rhomboidea liegen die Nuclei der Hirnnerven V - XII sowie Kerne für die Speichel- und Tränenabsonderung.

Von Bedeutung ist die Medulla oblongata in ihrer Funktion als neuronale Umschaltstation. Durch ihre Verbindung zum Rückenmark einerseits und zur Groß- und Kleinhirnrinde andererseits vermittelt sie afferente (von oben kommende) Informationen und efferente (von unten kommende) Rückmeldungen. Dies gilt sowohl für sensible wie für motorische Bahnen.

Hieraus erklärt sich ihre Rolle bei der Entstehung von Systemerkrankungen, vor allem bei der Enzephalomyelitis disseminata, der MS. In der Energetischen Terminalpunkt-Diagnose gilt die Medulla oblongata als einer der wichtigsten topographischen Sektoren, weil hier bereits frühzeitig die Gefahr solcher Erkrankungen erkannt werden kann.

Die Kopfpunkte der Medulla oblongata entsprechen dem Akupunkturpunkt Blase10 am Unterrand des Os occiput, ca. 2 Querfinger lateral der Medianen. Der Beckenpunkt liegt exakt auf der Wirbelsäule am Übergang von L5 nach S1.

8.4.7 Corpus callosum

Das Corpus callosum, der Balken, wird gebildet von Axonen kontralateraler Efferenzen der Großhirnrinde. Anatomisch besteht es aus Balkenstamm, Balkenwulst und Balkenknie. Seine querverlaufenden Faserzüge bilden die Verbindung von rechter und linker Gehirnhälfte. Jeder der beiden Hemisphären werden verschiedene Qualitäten zugeordnet. Sie unterscheiden sich vor allem durch die Art und Weise, wie sie Informationen verarbeiten. Vereinfacht kann dies wie in Abbildung 72 dargestellt werden.
Allerdings ist dieses Rechts-Links-Denken in Wirklichkeit wohl doch sehr viel komplizierter als bisher angenommen wurde und

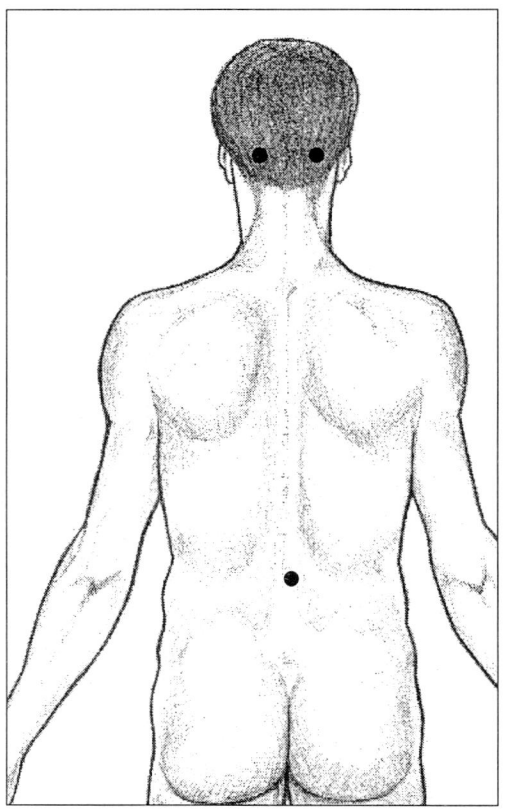

Abb. 71: Kopf- und Beckenpunkte der Medulla oblongata

eine eindeutige Trennung läßt sich nicht immer vornehmen. Vielmehr scheint es so zu sein, daß jeweils eine der Hemisphären bei bestimmten Funktionen die Rolle der Vorherrschaft übernimmt. So dominiert zwar die rechte Gehirnhälfte tatsächlich bei empfindungsbetonten Wahrnehmungen, die Kontrolle darüber obliegt jedoch ein-

deutig der linken. Zahlreiche Tests ergaben, daß beispielsweise das rechte Ohr (das mit der linken Hemisphäre verbunden ist) den verbalen Inhalt eines Satzes sehr gut heraushört, während das linke eher die empfindungmäßige Bedeutung registriert. Und auch der jahrzehntelang gehegte Glaube, Träume würden ausschließlich in der rech-

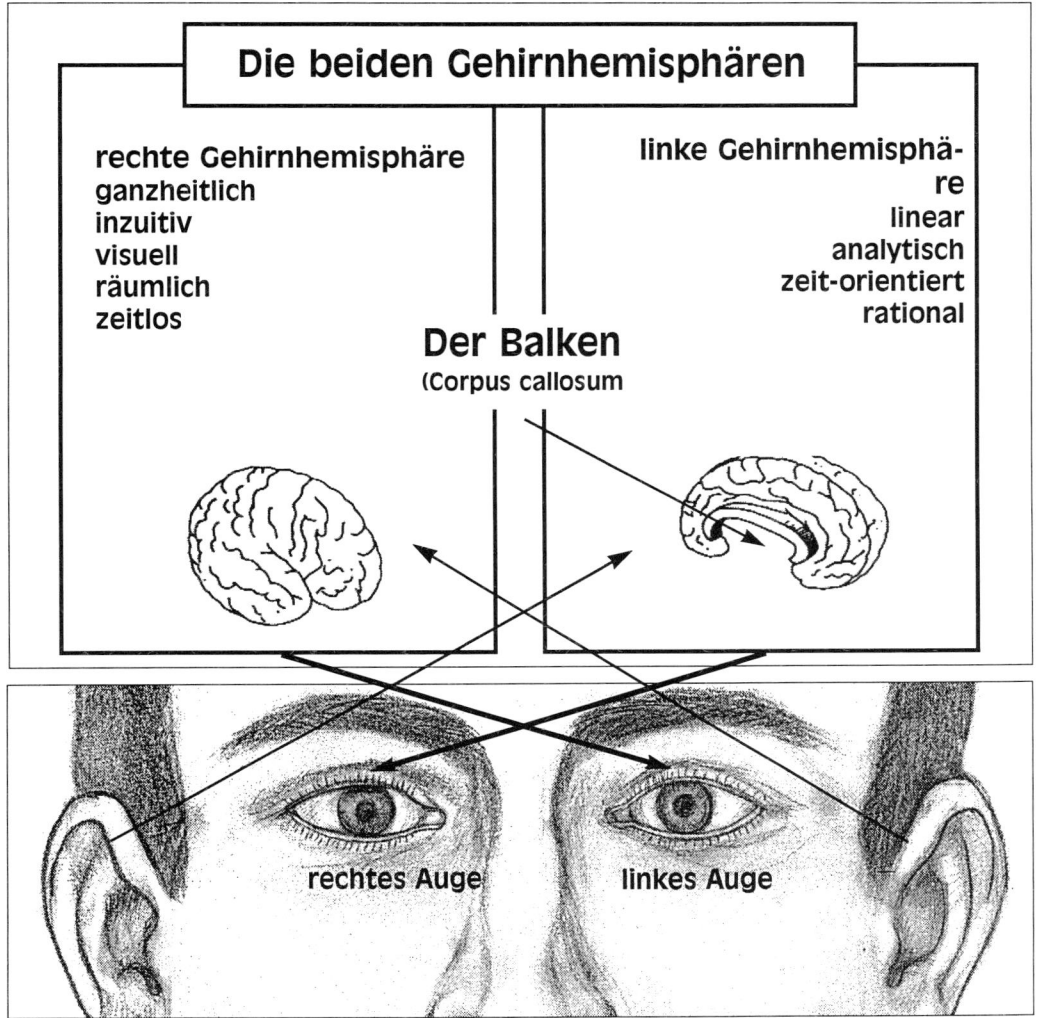

Die beiden Gehirnhemisphären

rechte Gehirnhemisphäre
ganzheitlich
inzuitiv
visuell
räumlich
zeitlos

linke Gehirnhemisphäre
linear
analytisch
zeit-orientiert
rational

Der Balken
(Corpus callosum

rechtes Auge   **linkes Auge**

Abb. 72: Die Zweiteilung des Gehirns

ten Gehirnhälfte entstehen, erwies sich als nicht länger haltbar. Untersuchungen hierüber haben gezeigt, daß nur derjenige Traumerlebnisse schildern konnte, bei dem die linke, also die analytische Hemisphäre Zugang hatte zur Bilderwelt des rechten Gegenpols.

Aus all dem ergibt sich die Rolle des Corpus callosum als Informationsvermittler zwischen rechter und linker Gehirnhälfte.

Eine Störung seiner Funktion führt immer zu einer energetischen Blockade mit ernst-

zunehmenden Auswirkungen auf das gesamte Informationsgeschehen des Organismus. Die Kinesiologie spricht von „Switching", die Energetische Terminalpunkt-Diagnose von „Lateralitätsstörungen". (Abb. 75 und 76)

Hier hat Peter Mandel im übrigen statistisch relevant nachgewiesen, daß die Ursache einer solchen Störung nahezu immer in der vorpubertären Entwicklung liegt. So bezeichnet eine „Lateralitätsstörung von rechts" ein physisches, die „von links" ein psychisches Trauma während dieser Zeit.

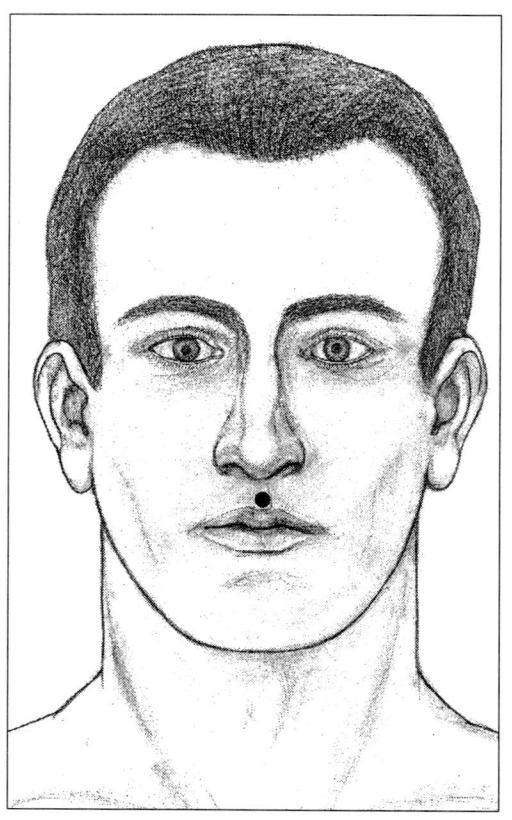

Abb. 73: Kopfpunkt des Corpus callosum

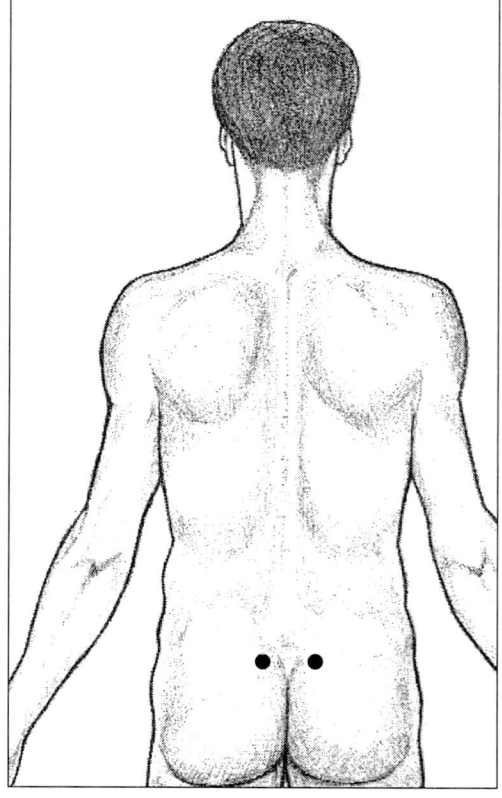

Abb. 74: Beckenpunkte des Corpus callosum

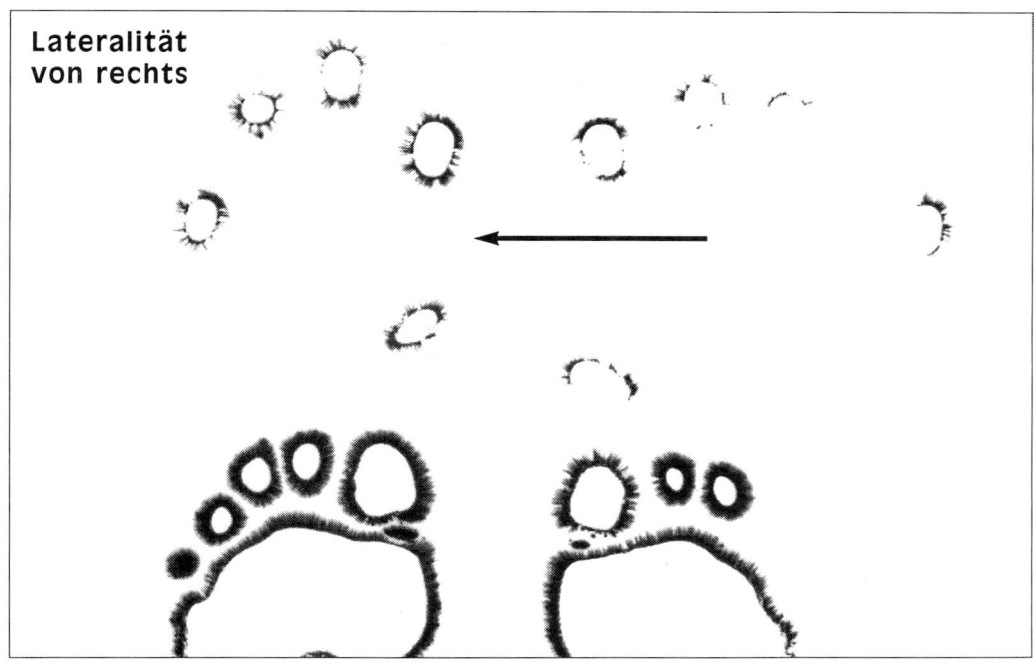

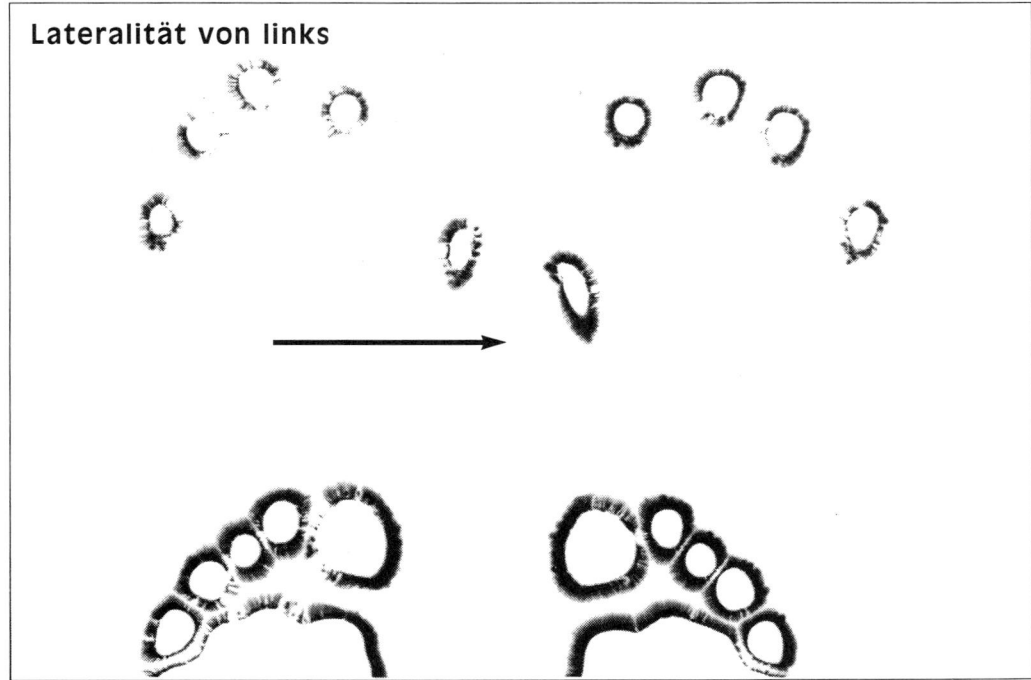

Abb. 75 und 76

Die Punktprojektion des Corpus callosum am Kopf entspricht dem Akupunkturpunkt GG26. Die Beckenpunkte liegen exakt auf der Hälfte einer gedachten Senkrechten zwischen den Punkten der Epiphyse und denen des Limbischen Systems.

Die Therapiemöglichkeiten, die sich aus dem Prinzip der sieben Steuerungsorgane ergeben, sind mannigfaltig. Ihre Funktion als übergeordnete Regualtionszentren erhebt sie über das morphologische Organdenken. Sie sind vergleichbar mit Dirigenten, die dem Orchester der Körpersysteme den Takt vorgeben. Und ihr reibungsloses Funktionieren erst gewährleistet das Harmonische einer Symphonie.

Wie aus der Beschreibung der Steuerungsorgane hervorgeht, verfügt jedes dieser Regulationszentren über drei Punkte, durch die sie auf die Hautoberfläche projizieren. Sind sie am Schädel paarig angelegt, so befindet sich am Becken einer. Bei Doppelseitigkeit der Punkte am Becken ist am Kopf ein Punkt angelegt.

Wird nun ein Steuerungsorgan für sich behandelt, so werden immer alle drei Projektionspunkte behandelt. Jeder Punkt wird für die Dauer einer Frequenzschaukel, also zwei Minuten, mit der entsprechenden Einzelfrequenz induziert. Erweist sich beispielsweise bei einer Testung der Wellenpunkte an der Stirn Theta als therapierelevant, so werden die drei Punkte eines der Steuerungsorgane mit dieser Frequenz behandelt. Beim Beispiel Medulla oblongata wären dies die Punkte Blase10 am Os occiput sowie der Beckenpunkt im Übergang L5/S1.

Die Indikationen ergeben sich aus der Beschreibung der Steuerungsorgane. Ohne auch nur annähernd den gesamten Rahmen auszuschöpfen, seien an dieser Stelle einige Möglichkeiten aufgelistet:

Thalamus:
Opticusatrophie. Sehfeldausfälle. Schmerzzustände jedweder Genese. Sensibilitätsstörungen.

Hypothalamus:
Neurovegetativer Symptomenkomplex. Mykosen. Allergien. Endokrine Regulationsstörungen. Primär-chronische Polyarthritis (PcP).

Hypophyse:
Neurovegetativer Symptomenkomplex. Endokrine Regulationsstörungen. Entzündliche Hauterkrankungen. Primär-chronische Polyarthritis (PcP). Arthritiden

Epiphyse:
Depressionen. Schlafstörungen. Dysmenorrhoe. Alle Störungen im Zusammenhang
mit der Laktation (L.-psychose, L.-amenorrhoe etc). Cellulitis.

Limbisches System:
Alle emotional begründeten Erkrankungen. Hierzu gehören auch und vor allem Störungen, wie sie sich aus der Diskrepanz unserer modernen Umwelt mit unseren archaischen Strukturen ergeben. So kann eine (abakterielle) Prostatahypertrophie Ausdruck eines „Revierverteidigunskonfliktes" sein, wie er häufig bei Partnerschaftspro-

blemen oder auch Schwierigkeiten am Arbeitsplatz (Chef) zu finden ist. Diese Problematik sollte grundsätzlich bei jeder Therapie bedacht und unter Umständen über die Punkte des Limbischen Systems behandelt werden.

Medulla oblongata:

Zentrale Atembeschwerden.
Zentrale Schluckbeschwerden. Sehstörungen. Sensibilitätsstörungen. Neuralgien.

Corpus callosum:

Lateralitätsstörungen. Therapieresistenz. Schmerzzustände unklarer Genese.

Die Punkte der Steuerungstherapie sind sowohl untereinander als auch prinzipiell mit jeder anderen Somatotopie kombinierbar.

8.4.8 Die Dreieckstherapie der Steuerungsorgane

Eine Sonderform der Behandlung über die Punkte der Steuerungsorgane stellt die sog. Dreieckstherapie dar. Hierbei werden die paarig angelegten Punkte des Vorderschädels (also mit Ausnahme der Medulla oblongata) mit den Kopfpunkten kombiniert, die nur einzeln angelegt sind. Daraus resultieren drei Dreiecke, deren Basis oben liegt und deren Spitze nach unten weist.

Zu beachten ist die Reihenfolge der Punkte während der Behandlung.

Den ersten Punkt bildet immer die Dreieckspitze. Den zweiten Punkt stellt jeweils

der vom Patienten aus gesehen linke Punkt der Dreieckbasis dar. Schließlich folgt der rechte Punkt der Dreieckbasis.

a) die Verbindung Limbisches System - Thalamus - Thalamus

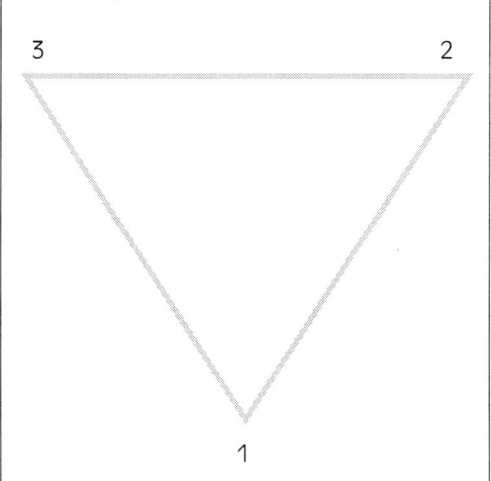

Abb. 77:

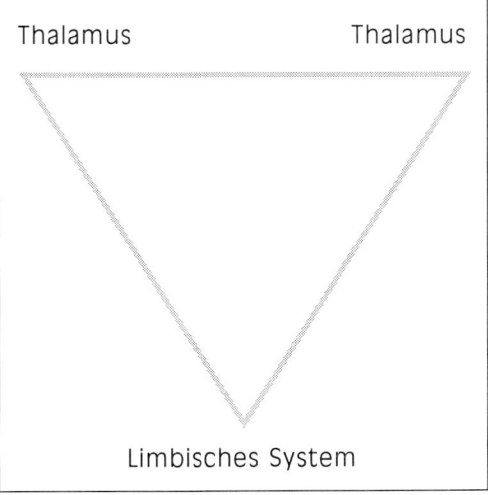

Abb. 78:

Jeder Punkt wird zwei Minuten, d.h. eine Frequenzschaukel induziert.

Indikation: Allgemeine Streßsymptomatik. Bringt tiefe innere Beruhigung.

Als Punkttherapie eventuell vor der Anwendung des Ruheprogrammes oder des Streß-A-Programmes einzusetzen.

b) die Verbindung Epiphyse - Hypothalamus - Hypothalamus

Jeder Punkt wird zwei Minuten, d.h. eine Frequenzschauke induziert.

Indikation: Genitale Beruhigung. Impotenz / Frigidität. Als Punkttherapie eventuell vor der Anwendung des Streß-10-Programmes einzusetzen.

c) die Verbindung Corpus callosum - Neurohypophyse - Neurohypophyse

Jeder Punkt wird zwei Minuten, d.h. eine Frequenzschaukel induziert.

Indikation: Starke Unruhezustände. Neurovegetativer Symptomenkomplex. Als Punkttherapie eventuell vor der Anwendung des Streß-10-Programmes einzusetzen.

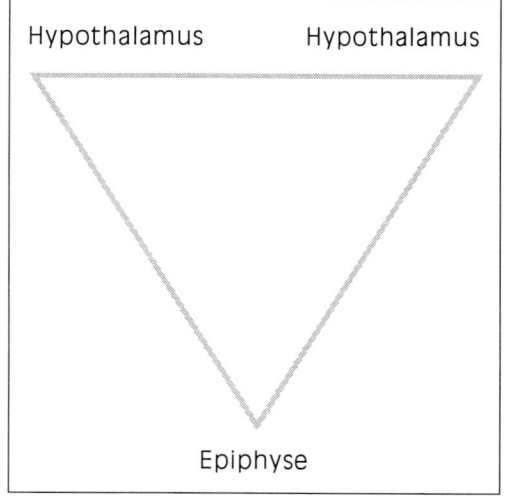

Abb. 79:

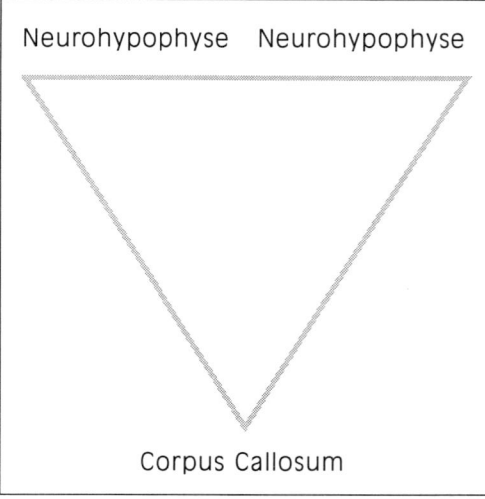

Abb. 80:

9. Sonderpunkte

Unter diesem Kapitel sind Akupunktur-punkte zusammengefaßt, die innerhalb der Induktionstherapie eine Sonderstellung einnehmen. Ihr Einsatz orientiert sich am Beschwerdebild des Patienten und sie kön-nen prinzipiell zu allen anderen Therapien kombiniert werden.

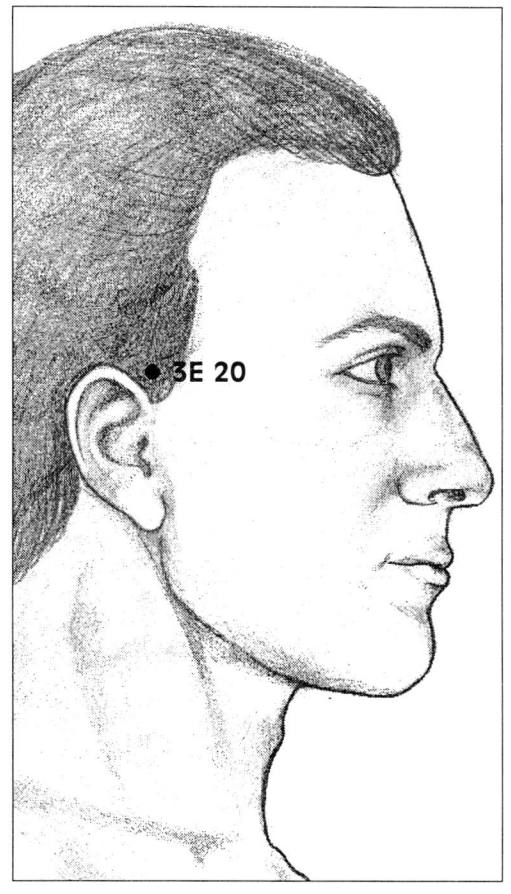

Abb. 81:

9.1 Der Akupunkturpunkt 3E20

Der Akupunkturpunkt 3E20 (3Erwärmer20) wurde schon mehrfach erwähnt. Er findet in der Literatur häufig Beachtung. Den-noch wird seine topographische Lage sehr unterschiedlich dargestellt. Die Indukti-onstherapie orientiert sich an Bachmann und Voll, die ihn in die Schläfenregion legen, direkt oberhalb des Ansatzes der Helix.

Köhler beschreibt seine Affinität zum Hypo-thalamus, vor allem aber seine Verbindung zum System der Grundregulation. Er bezeichnet ihn sicher zu Recht als „Tor zum Grundsystem".

Diese Beobachtung fand in der Indukti-onstherapie häufig Bestätigung. In den Kapiteln 3 und 4 wurde ausführlich auf die Bedeutung des Grundsystems hingewie-sen. Und so war der Punkt 3E20 immer dann besonders hilfreich, wenn dieser Bereich durch Verschlackung oder Über-säuerung gleichsam blockiert war und so zu einer Therapieresistenz führte. In sol-chen Fällen hat es sich als günstig erwie-sen, den Punkt beidseits zusammen mit dem therapierelevanten Wellenpunkt an der Stirn einer weiterführenden Behand-lung voranzustellen. Wie immer wird pro Punkt die Dauer einer Frequenzschaukel induziert.

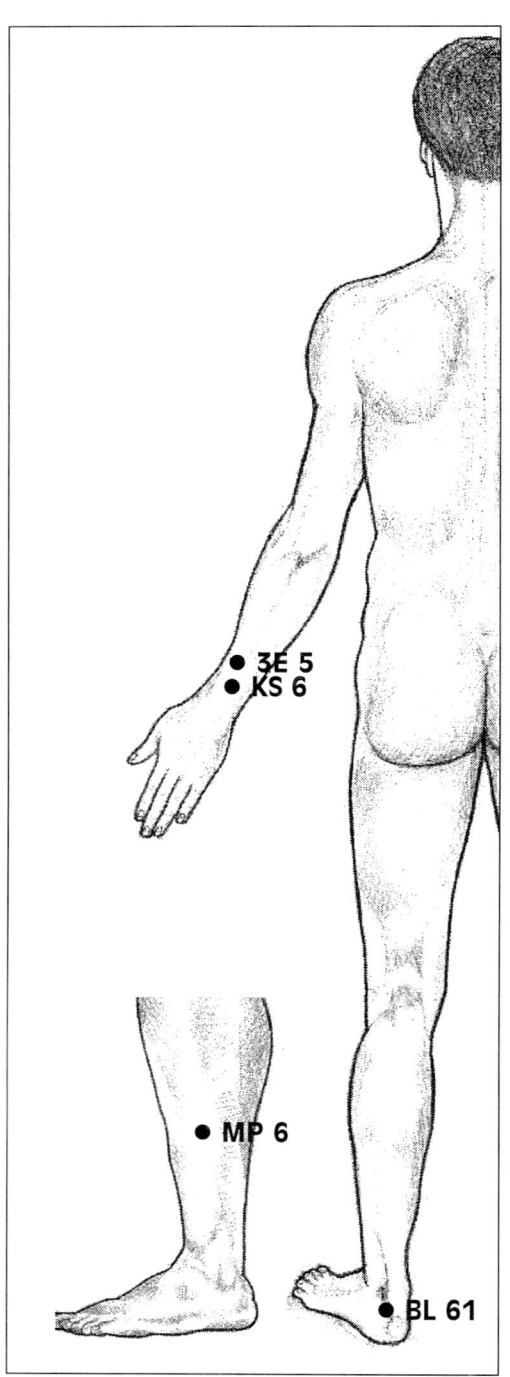

Abb. 82:

9.2 Die Akupunkturpunkte Gbl 41 und 3E5

Die Kombination der Akupunkturpunkte Gbl41 (Gallenblase41) und 3E5 (3Erwärmer5) ist indiziert bei jedweder Therapieresistenz. Findet der Punkt 3E20 eher bei Blockierungen des Grundsystems Anwendung, so sind Gbl41 und 3E5 bei energetischen oder mentalen Blockaden hilfreich. Erneut wird zunächst der Wellenpunkt an der Stirn getestet und behandelt. Anschließend werden Gbl41 und 3E5 beidseits mit der therapierelevanten Einzelfrequenz jeweils eine Frequenzschaukel induziert. Im Anschluß daran erfolgt die weiterführende Therapie.

9.3 Die Akupunkturpunkte KS6/ 3E5 und MP6/Bl61

Die Kombination der Akupunkturpunkte KS6 (Kreislauf-Sexus6)/3E5 (3Erwärmer5) einerseits sowie MP6 (Milz-Pankreas6) und Bl61 (Blase61) andererseits bilden eine Sonderform bei der Behandlung von Beschwerden am Bewegungsapparat.

Häufig ist der Behandler mit der Situation konfrontiert, daß sich Schmerzen oder Bewegungseinschränkungen am Skelettsystem jedweder Therapie entziehen. Hier scheinen energetische Blockaden eine Rolle zu spielen, die mit Hilfe der oben erwähnten Punkte behoben werden können.

Schmerzen an der Außenseite des Beines und Fußes, von der Hüfte bis zur Kleinzehe,

lassen sich durch eine kontralaterale Induktion von KS6 schnell beheben. Liegt beispielsweise eine Außenmeniscopathie links
vor, so ist der Punkt KS6 rechts zu behandeln.

Beschwerden an der Innenseite der unte-
ren Extremität sind einer Behandlung des
Punktes 3E5 zugänglich. Auch hier ist das
Prinzip der Kontralateralität zu beachten.
So erfordern z.B. Beschwerden an der
Innenseite der Achillessehne rechts eine
Induktion des Punktes 3E5 links.

Analog ist die Situation bei Beschwerden
am Arm. MP6 vertritt die Außenseite und
wird ebenfalls kontralateral induziert. So
verlangt eine Epicondylitis lateralis rechts
nach einer Behandlung von MP6 links, eine
Faserruptur am Caput longum des Musculus biceps brachii links eine Therapie des
MP6 rechts. Für die Innenseite der oberen
Extremität zeigt sich der Punkt Bl61
zuständig. Auch er wird kontralateral behandelt.

Eine Epicondylitis medialis links hat eine
Induktion von Bl61 rechts zur Folge. Bei
einer Dupuytren'schen Sehnenkontraktur
rechts wird Bl61 links induziert.

Wie bei allen Punkttherapien erfolgt die
Induktion für die Dauer einer Frequenzschaukel pro Punkt.

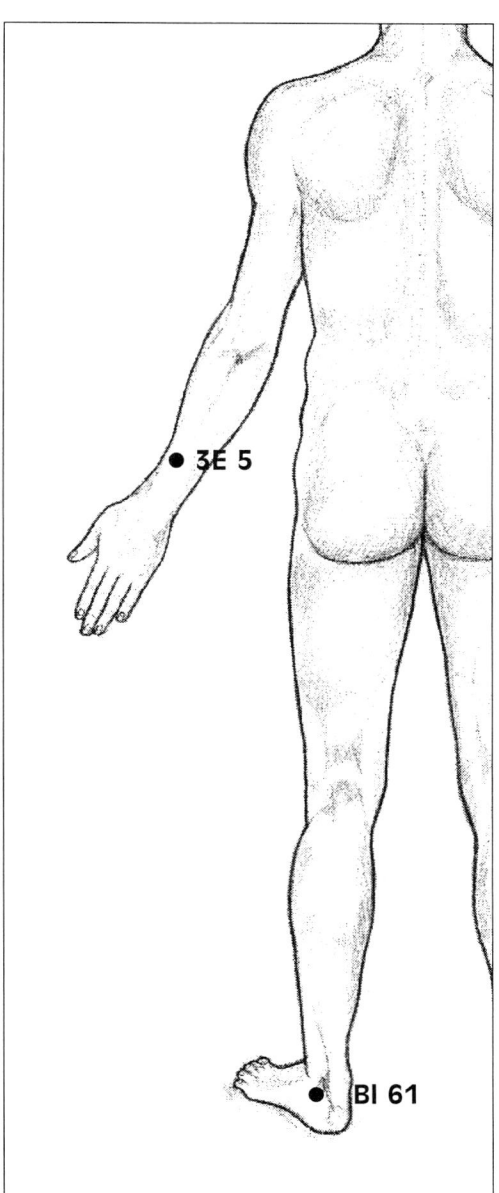

Abb. 83:

10. Die Programme

Neben der punktuellen Behandlung bietet die Induktionstherapie eine Reihe in sich abgeschlossener Programme an. Es stehen derzeit vier Programmkarten mit insgesamt dreizehn Programmen zur Verfügung. Weitere Programme sind in Planung.

Prinzipiell gilt auch hier, daß die an der Stirn getestete Einzelfrequenz vor der Anwendung eines Festprogrammes appliziert werden sollte. Diese Einzelfrequenz stellt gleichsam die Grundtherapie (den „Türöffner") dar.

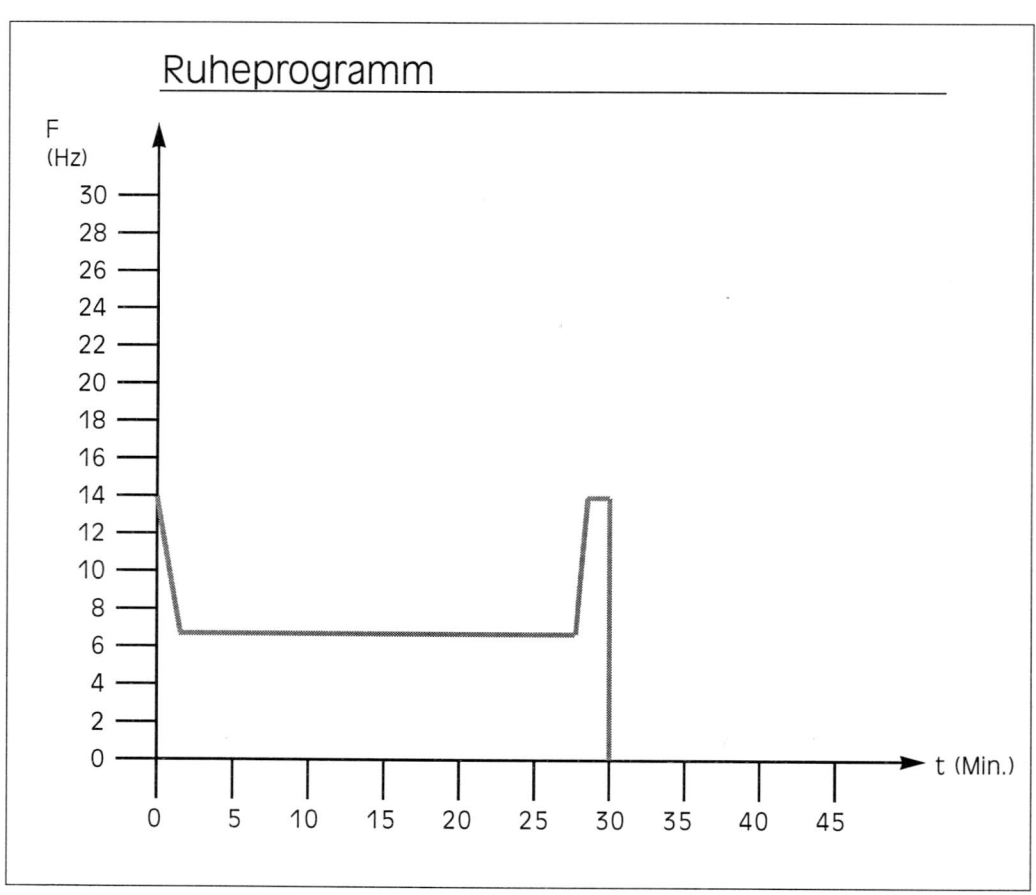

Abb. 84:

Zu beachten ist weiterhin, daß alle Programme, die sich ganz oder teilweise in einem Frequenzbereich unterhalb 14 Hz bewegen (Alpha-, Theta- und Deltafrequenzen), nur bei geschlossenen Augen angewendet werden.

Alle Programme werden in der Regel sechs- bis zehnmal appliziert, wobei mindestens zwei Behandlungen pro Woche erfolgen sollten.

Die Programme werden im Folgenden näher beschrieben.

10.1. Entspannungstherapie

Die Programmdiskette „Entspannungstherapie" beinhaltet drei unterschiedliche Programme, die nachfolgend erläutert werden.

10.1.1. Ruheprogramm

Das Ruheprogramm repräsentiert das eigentliche Grundprogramm der Induktionstherapie. Als einleitende Behandlung sollte der Patient zunächst eine Zeitlang im unteren Alpha-Bereich schwingen.

Die Induktion beginnt bei 14 Hz und führt innerhalb von zwei Minuten nach unten auf 7 Hz. Dort verbleibt sie konstant für 25 Minuten. Nach dieser Zeit kehrt sie für eine Minute auf 14 Hz. zurück, bevor das Programm beendet ist.

Aus dem induzierten Frequenzbereich wird die therapeutische Absicht deutlich. Beginnend an der Grenze zwischen Wachen und Ruhe, schwingt das Programm die meiste Zeit im Bereich des Halbschlafes zwischen Alpha und Theta. Dies demonstriert dem Organismus eine tiefe innere Entspannung.

Indikationen:
Unruhezustände, Nervosität.
Konfliktstreßsituationen.
„Vegetative Dystonie".
Angstzustände. Phobien.
Psychosomatische Herz-Kreislaufbeschwerden.
Vegetative Magen-Darmbeschwerden (auch Ulcera)
Erhöhung von Cholesterin, Triglyceriden und Gamma-GT
Spannungsschmerzen des Schultergürtels und der Wirbelsäule

10.1.2. Schlafprogramm

Wie aus Abb. 85 ersichtlich, startet die Induktion des Schlafprogrammes an der Grenze von Beta zu Alpha bei 14 Hz. Hier beginnt der Bereich der Entspannung und der intellektuellen Beruhigung. Innerhalb zwei Minuten führt sie auf 7 Hz, dann binnen einer Minute nach 5 Hz. Stufenweise wird dem Organismus das Umschalten auf tiefe Frequenzen „vor Augen gehalten". Nach weiteren zwei Minuten erreicht die Induktion den Grenzbereich von Theta und Delta bei 3 Hz. Hier verweilt sie für 19 Minuten. Binnen sechs Minuten wird die Aufwachphase eingeleitet und endet wieder bei 14 Hz.
Voraussetzung für eine Behandlung mit dem Schlafprogramm ist natürlich, alle

„Schlafkiller" wie Alkohol, Genußgifte und schweres Essen auszuschalten. Auch Kunstlicht sollte vermieden werden, da es durch eine Veränderung des Melatonin die Funktion der Epiphyse stört (siehe Kapitel 8.4.4)
Indikationen: Schlaflosigkeit.
Ein- und Durchschlafstörungen. Alle Unruhezustände, die entweder mit Schlafstörungen verbunden sind oder mit dem Ruheprogramm allein nicht therapierbar sind.

10.1.3. Kinderprogramm

Kinderpatienten sind in der Praxis immer häufiger anzutreffen. Vor allem psychosoziale Störungen, Allergien oder Mykosebelastungen sind deutlich im Zunehmen begriffen. Als Zeichen unserer Zeit sind es immer die Schwächsten einer Gesellschaft, die von deren Um-(Miß-)ständen am meisten betroffen sind. Zeitmangel der Eltern, Hektik und Medienkonsum bestimmen vorwiegend den kindlichen Alltag. Es hat man-

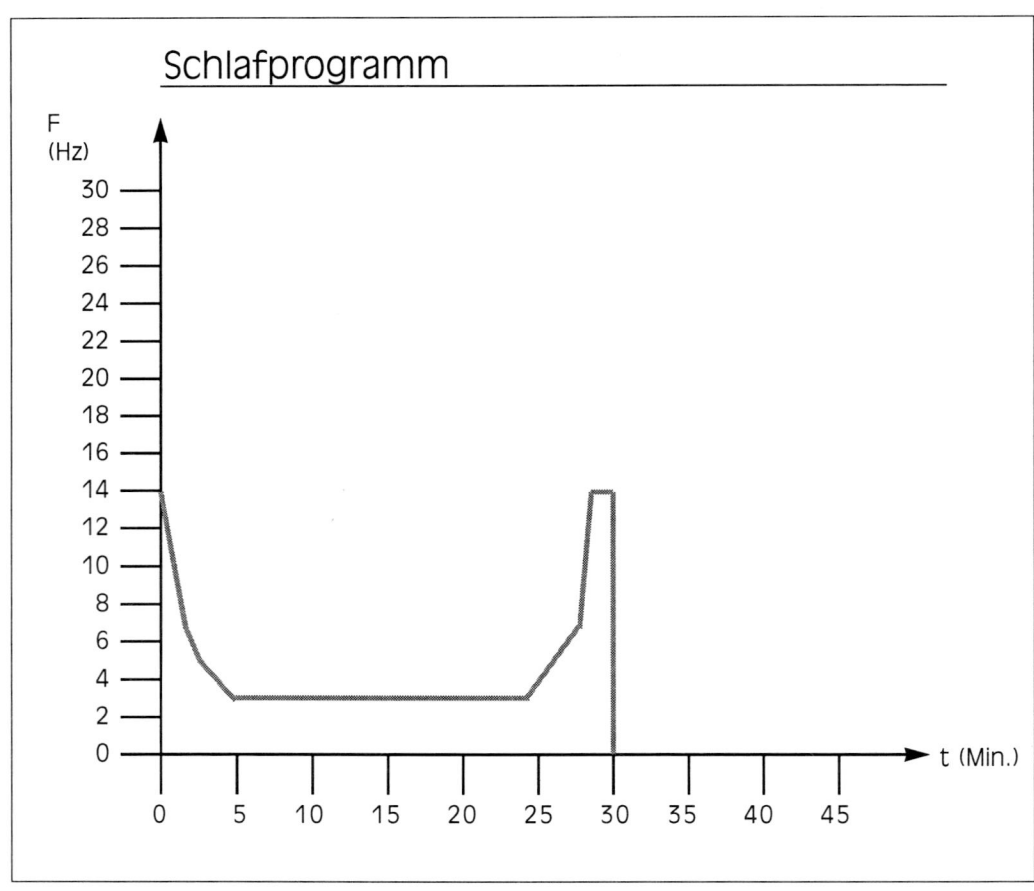

Abb. 85:

chesmal den Anschein, als sei die Entwicklung von Kindern niemals weiter von ihrer natürlichen Bestimmung entfernt gewesen als heute. Sorgen und Nöte, die von diesen kleinen Menschen ja meist als existenzbedrohend empfunden werden, werden mit Gameboys (Spielcomputer), Taschengeld und Krimiserien unter den Teppich gekehrt. Dies alles läßt sich ein kindliches Unterbewußtsein auf Dauer nicht gefallen. Die Folge sind psycho-somatische Erkrankungen, die von Kindern in der Regel über das Lymphsystem ausgetragen werden. Wie erwähnt ist es eine sehr alte Erkenntnis, daß die Lymphe den Schnittpunkt zwischen Bewußtsein und Unbewußtsein repräsentiert. Sie wird zum körperlichen Reaktionsfeld, wenn Ängste und Beklemmungen das kindliche Dasein bestimmen. Als Konsequenz enstehen die permanent rezidivierenden lymphatischen Erkrankungen, von Neben- und Stirnhöhlenentzündungen über Tonsillitiden bis hin zu Mykosen und Allergien. So sind auch die immer häufiger

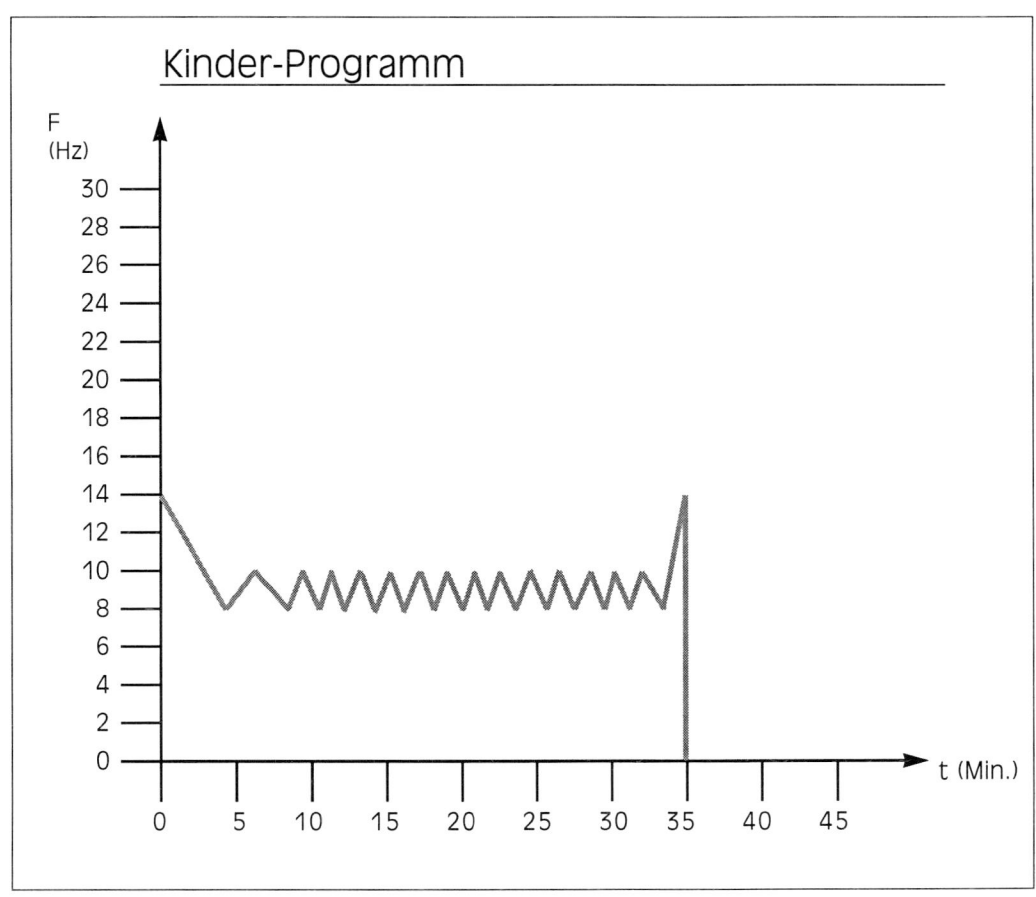

Abb. 86:

zu beobachtenden hyperkinetischen Syndrome Ausdruck einer solchen lymphatischen Störung. Dem versucht die Induktionstherapie mit dem Kinderprogramm entgegenzuwirken.

Da das kindliche Gehirn überwiegend in einem biologischen Rhythmus von 8-10Hz schwingt, wird dieser Frequenzbereich beim Kinderprogramm induziert. Die Induktion beginnt bei 14Hz und führt binnen fünf Minuten nach unten zu 8Hz. Im periodischen Wechsel zwischen 8 und 10Hz wird dem kindlichen Organismus für die Dauer von 35 Minuten sein physiologisches Frequenzmuster demonstriert.

Interessanterweise reagieren auch eine Vielzahl erwachsener Patienten gut auf die Anwendung des Kinderprogrammes, vor allem, wenn die Grundlage ihrer heutigen Erkrankung in der Kindheit gelegt wurde. Da hier unterdrückte Ängste oftmals eine Rolle spielen, ist es durch den Zusammenhang zum Funktionskreis Niere/Blase (siehe Kapitel 5.1) nicht verwunderlich, daß gerade der so gefürchtete Tinnitus auris gut auf die Anwendung dieses Programmes reagiert.

Indikationen:
Kindliche Ängste und Phobien
Lymphatische Diathese mit all ihren Folgen (Rezidivierende Sinusitiden, Bronchitiden, Tonsillitiden etc.)
Enuresis nocturna
Lernschwierigkeiten
Hyperkinetisches Syndrom
Abwehrmangel und Allergien
Tic

Tinnitus auris
Absencen
Als Adjuvans bei kindlichen Sprachstörungen

10.2 Streßtherapie

Die Programmdiskette „Streßtherapie" beinhaltet vier unterschiedliche Programme, die im folgenden beschrieben werden. Zuvor soll jedoch der Begriff „Streß" näher beleuchtet werden.

10.2.1. Was ist Streß? Eine biologische Interpretation.

Die etablierte Medizin weiß mit dem Begriff „Streß" wenig anzufangen. Der Terminus wird zwar häufig, ja fast inflationär verwendet, meist jedoch unreflektiert und in falschem Zusammenhang. So wird Streß in der Regel mit einem Zuviel an Arbeit und Zeitaufwand in Verbindung gebracht. Wie irrig diese Ansicht ist, wird deutlich aus der Erkenntnis, daß ein arbeitsloser Familienvater aufgrund der Tatsache, daß er eben keine Arbeit findet, mehr Streß ausgesetzt ist als jeder, der regelmäßig seiner Beschäftigung nachgehen kann.

Streß ist demnach keine Krankeit - das Gegenteil ist der Fall. Streß ist eine äußerst sinnvolle Einrichtung der Natur, unerläßlich im Überlebenskampf und eine der Grundlagen der biologischen Evolution. Nur durch Streß ist es möglich, daß der Organismus kurzzeitig zu Leistungen fähig ist, die er unter normalen Umständen nicht zu erbringen in der Lage wäre. So schreibt Frederic Vester in seinem Buch „Neuland des Denkens":

„Durch Streß wird der Körper auf Höchstleistung präpariert, damit er auf Bäume klettern, mit lautem Geschrei einen Feind anspringen oder einen Fluß durchschwimmen kann.
Das gelingt durch Ausschüttung dreier Hormone: des Fluchthormons Adrenalin und des Angriffshormons Noradrenalin, die beide den Kreislauf stimulieren und das Denken zu Gunsten vorprogrammierter Reflexhandlungen ausschalten, sowie von Hydrocortison, das die Blutgerinnung fördert, Verdauungssystem und Sexualfunktionen ruhigstellt und die Immunabwehr unterdrückt - alles, um sich auf den Kampf zu konzentrieren und ihn besser überstehen zu können." (Zitatende).

Nach dieser biologischen Interpretation ist Streß also ein Mechanismus, der das Überleben des Individuums sichert und sein physiologisches Projektionsfeld auf hormoneller Ebene findet. Eine Reihe von Körperfunktionen allerdings werden in Streßsituationen nicht mehr primär benötigt. Ist das Leben akut bedroht, so spielen Immunabwehr, Verdauungsleistung oder Sexualfunktionen keine sehr große Rolle.

Was aber nun, wenn Streßsituationen nicht mehr die Ausnahme, sondern eher die Regel sind? Was, wenn freigesetzte Energiereserven biochemisch nicht mehr abgebaut werden, weil die körperlichen Möglichkeiten dazu fehlen? Was, wenn das dauernde Vorhandensein der Hormone

Adrenalin, Noradrenalin und Hydrocortison zu einer dauernden Reduzierung physiologischer Körperfunktionen führt?

Der Leistungsstreß wird zum Konfliktstreß !

Damit ist der Weg in die Krankheit vorgezeichnet. Menschen in unserer Yangbetonten Zeit, die das Innen vergißt und sich nur am Außen orientiert, sind nicht mehr in der Lage, diesen Streß (und alle damit verbundenen Funktionen) abzubauen. Folgen dieses Mechanismus sind zunächst permanente Spannungszustände, die im Laufe der Zeit in die Zerstörung von Zellen und Organen und die Zerrüttung des vegetativen Nervensystems münden. Endresultat sind die allseits bekannten Zivilisationskrankheiten: Herz-Kreislauf-Erkrankungen, Magen-Darmstörungen, Aggressionen, Impotenz/ Frigidität bis hin zu erhöhtem Krebsrisiko.

Es wird deutlich, daß es niemals die Situation ist, die streßt. Streß ist immer „hausgemacht", und jeder steht selbst in der Pflicht, Verantwortung für sich und seine Gesundheit zu übernehmen. Eine Hilfe dazu bietet die Streßbehandlung der Induktionstherapie.

10.2.2. Streß- A -Programm

Das Streßprogramm A bildet das Grundprogramm der Streßtherapie. Es ist geeignet, psychische Verkrampfungen zu lösen und so den Patienten aus der Spirale Streß-Krankheit - Streß zu befreien.

Die Induktion beginnt bei 30Hz und führt kontinuierlich nach unten. Ziel dieses Vorgehens ist, dem Organismus langsam ein physiologisches Absenken der Frequenzmuster zu demonstrieren. Nach ca. 5 Minuten wird bei 14Hz der Übergang zu Alpha erreicht. Spätestens hier sollte der Patient die Augen schließen.

Binnen weiterer 3 Minuten erreicht das Programm die Grenze von Alpha nach Theta (7Hz), wo es 5 Minuten verweilt. An-

schließend führt die Frequenz nach 3Hz und damit nach Delta. Auch dieser Bereich wird 5 Minuten induziert. Schließlich fährt das Programm allmählich wieder nach oben. Nach 30 Minuten ist Alpha mit 14Hz erreicht und die Behandlung beendet.

Indikationen:
Einstieg in die Streßtherapie.
Psychische Krampfzustände.
Konfliktstreßsituationen.

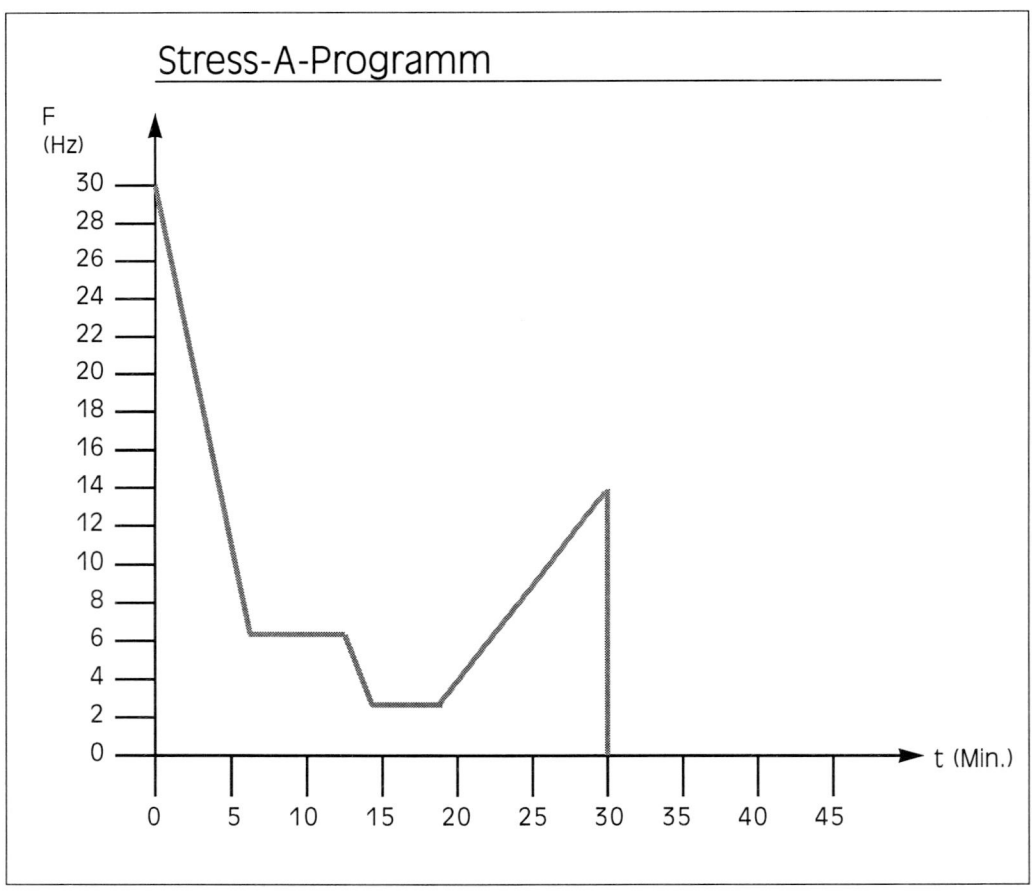

Abb. 87:

10.2.3. Streß- X -Programm

Das Streß- X -Programm startet bei 14 Hz und erreicht nach ca. 8 Minuten die Grenze zwischen Alpha und Theta bei 7Hz. Innerhalb einer weiteren Minute sinkt die Amplitude auf 3Hz. Im Zwei-Minuten-Rhythmus schwingt das Programm nun zwischen 7Hz und 3Hz auf und ab, ehe es zum Abschluß wieder den Bereich von 14Hz erreicht. Nach 40 Minuten ist die Therapie beendet.

Das Streß-X-Programm trägt dem Umstand Rechnung, daß Streßmechanismen eng an das Immunsystem gekoppelt sind (siehe Kap. 10.2.1). Wie erwähnt, führt Streß zur andauernden Verschiebung des Hormonhaushaltes und damit zur permanenten Unterdrückung des Immunsystems. Die Folge sind nicht nur immunsuppressive Krankheiten, sondern auch und vor allem Autoaggressionserkrankungen. Hier wirkt das Streß- X -Programm spezifisch auf eine Regulierung der immunologischen Lage des Patienten.

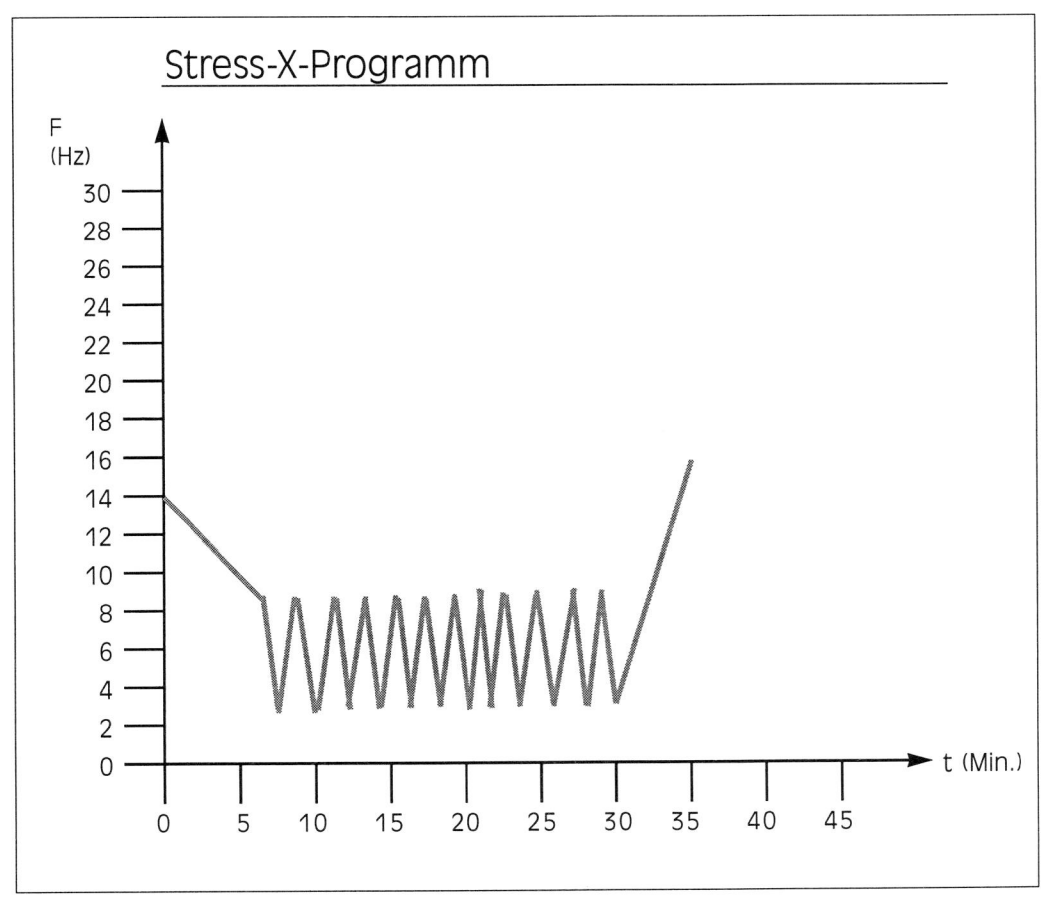

Abb. 89:

Indikationen: Degenerative Erkrankungen im Zusammenhang mit dem Immunsystem
- Rheumatischer Formenkreis
- Krebs (als Adjuvans)
- Allergien
- Mykosen
- Lymphatische Diathese (v.a. bei Kindern)
- Prophylaktisch zur Abwehrsteigerung
(hier kann in relativ großen Zeitabständen induziert werden)

10.2.4 Die Rolle der Hormone als formative Kraft

Dieses Kapitel wäre nicht denkbar ohne die Arbeiten von Dr. Franz Riedweg. Gegen den Widerstand „offizieller" Paradigmen vertritt er seit langem die Überzeugung, wonach wir „von der alleinigen Geltung eines Soma (Leib) als physikalisch-chemischem Phänomen Abstand nehmen" müssen zugunsten einer Ebene, die dem Bereich der Form- und Gestaltkräfte entspricht. Diese von Riedweg als Dimension des Formativen bezeichnete Ebene entspricht „dem Ätherischen" nach Goethe, den „Urbildern" nach Platon oder der „Entität der Information" nach Vester.

Auf den Bereich der Medizin übertragen ist es die Endokrinologie, die Lehre von den Hormondrüsen, die hier ihr Äquivalent findet.

Der Nachweis der Hormone mit Methoden der klassischen Naturwissenschaften ist schwierig und ihr Wirkmechanismus im Körper oft geheimnisvoll. Zweifelsfrei aber sind sie in der Lage, auf verschlungenen Pfaden in die DNS-RNS-Codierung des Organismus

einzugreifen. Damit üben sie regulierenden Einfluß nicht nur auf physische, sondern in hohem Maße auch auf psychische und energetische Funktionen aus. Volkmer beschreibt den Zusammenhang der sieben Chakren des menschlichen Organismus und den endokrinen Drüsen, die er deshalb als „erste korporale Repräsentanten immaterieller Strukturen" oder auch als „erste materielle Manifestation unsichtbarer Energiezentren" bezeichnet.

Unbestritten sind ihre formgebenden Impulse Grundlage der Entwicklung materialistisch-anatomischer sowie seelisch-immaterieller Strukturen.

Die Praxis lehrt hier, daß nicht die quantitative Bestimmung mit Mitteln der Physik oder der Chemie ausschlaggebend ist, sondern vielmehr das funktionelle Ineinandergreifen von Agonisten und Antagonisten sowie deren Ausgewogenheit untereinander. Finden sich hier auch nur leiseste Abweichungen, so ist die Ebene der Formgebung gestört und der Weg in die Krankheit vorgezeichnet. Auf welch unterschiedliche Weise sich dies manifestieren kann, zeigt Abb. 89. Hier wird ein weiteres Mal die eminente Bedeutung der Hypophyse bei der Entstehung von Krankheiten deutlich (siehe Kap. 8.4.3).

Einmal mehr ist es Frederic Vester, der den Bogen zum Thema spannt. Streß und Hormone bedingen sich gegenseitig, und beide sind in diesem Zusammenhang nicht voneinander zu trennen. Wie bei einiigen Zwillingen führen Störungen des einen zur Beeinträchtigung des anderen. Was Peter

Mandel als „Scheibenwischer-Syndrom" bezeichnet, erfährt bei Vester eine biologische Interpretation. So schreibt er in seinem Buch „Neuland des Denkens":

„In der Tat spielen die Hormone bei allen Lebensfunktionen, von der Beziehung zur Umwelt bis hinunter zu den Mikrodimensionen der genetischen Steuerung eine ausschlaggebende Rolle, deren Bedeutung immer noch weit unterschätzt wird. Bei dem ständigen Prozeß der Anpassung des Körpers an die Umwelt sind sie eine unersetzliche Regulationshilfe.

Sie spiegeln damit deutlich das Ineinandergreifen der verschiedenen Bereiche des täglichen Lebens und der damit verbundenen Funktionen wider, die nicht nur in der Medizin immer noch getrennt betrachtet und behandelt werden.

Nur so konnte es geschehen, daß der Schulmedizin bis vor wenigen Jahren ein weiterer wesentlicher Zusammenhang entging: die enge Verflechtung des Hormonsystems mit einem der in seinen Auswirkungen bedeutendsten Phänomene unserer Leistungsgesellschaft, dem Streß." (Zitatende)

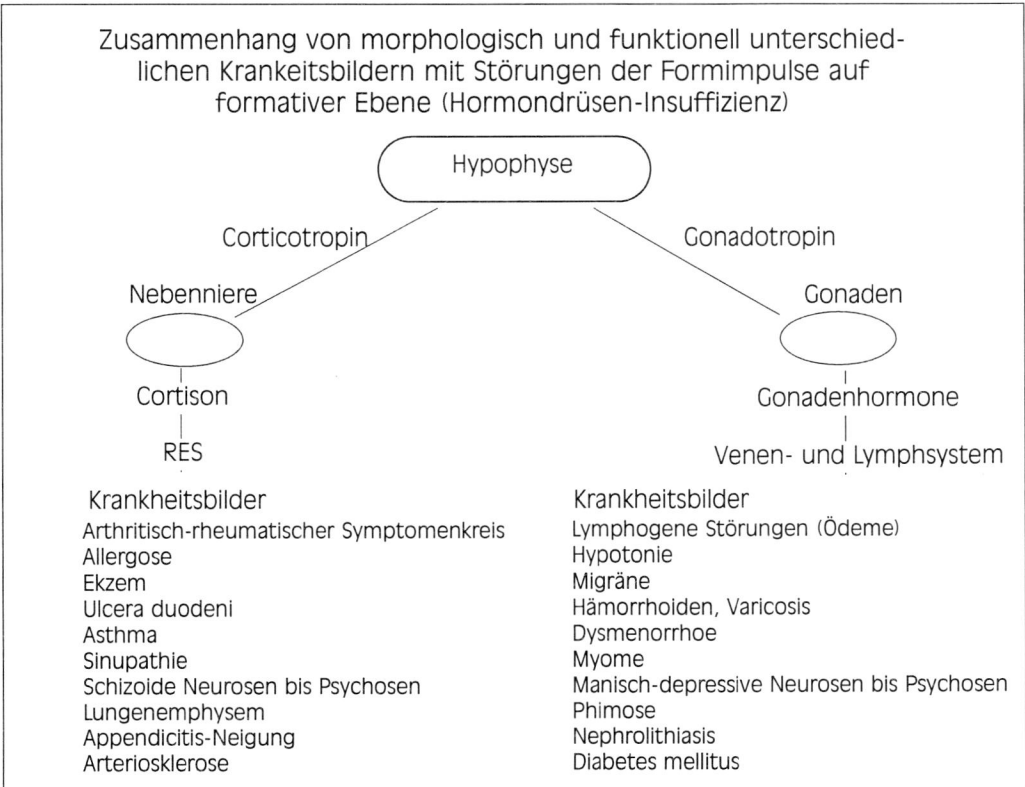

Abb. 89:

Einen Ausweg aus diesem Dilemma versucht die Induktionstherapie zu finden.

10.2.5 Streß - 10 - Programm

Das Streß- 10 -Programm gilt als Grundprogramm bei endokrinen Regulationsstörungen.
Die Induktion beginnt bei 14Hz, also erneut in der oberen Region von Alpha. Binnen drei Minuten erreicht es Theta bei 7Hz, um anschließend nach 14Hz zurückzukehren. Dieses

Vorgehen deckt zunächst den Ruhebereich ab, der dem hormonell-psychisch gestörten Menschen nicht mehr zur Verfügung steht.

Anschließend fährt das Programm nach unten auf 3Hz und berührt damit den unteren Grenzbereich von Theta. Im weiteren Ablauf wird der Theta-Rhythmus stufenweise nach oben abgetastet. Nach 35 Minuten wird Alpha bei ca. 7Hz tangiert. Binnen weiterer 5 Minuten ist dessen Obergrenze bei 14Hz erreicht und das Programm ist beendet.

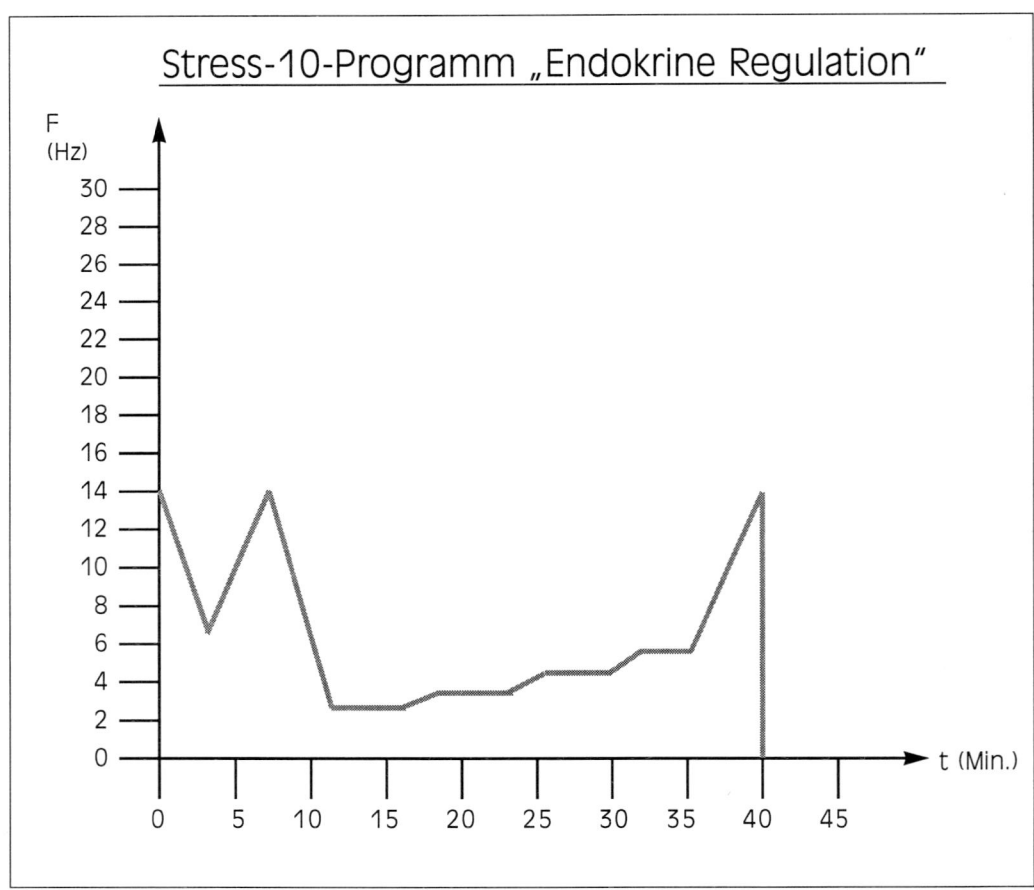

Abb. 90:

Indikationen:

Als Grundprogramm bei allen unter Abb. 89 erwähnten Erkrankungen

Endokrine Regulationsstörungen

Hormonell-neurovegetativer Symptomenkomplex (auch Anorexia nervosa oder Bulämie)

Impotenz/Frigidität (auch, wenn schon genitale Durchblutungsstörungen vorliegen)

Libidostörungen

Osteoporose

Klimakterium/Pubertät

10.2.6. Streß - 11 - Programm

Das Streß-11-Programm beginnt mit der Induktion von Alpha bei 14Hz. Nach ca. 8 Minuten erreicht die Frequenz den Grenzbereich zu Theta bei 7Hz. Dieser Bereich zwischen 7Hz und 14Hz wird im Verlauf der weiteren Therapie periodisch im Sinne einer Schaukelfrequenz durchlaufen, d.h., es wird rhythmisch zwischen Wachheit und tiefer Ruhe induziert. Nach 42 Minuten endet die Behandlung bei 14Hz.

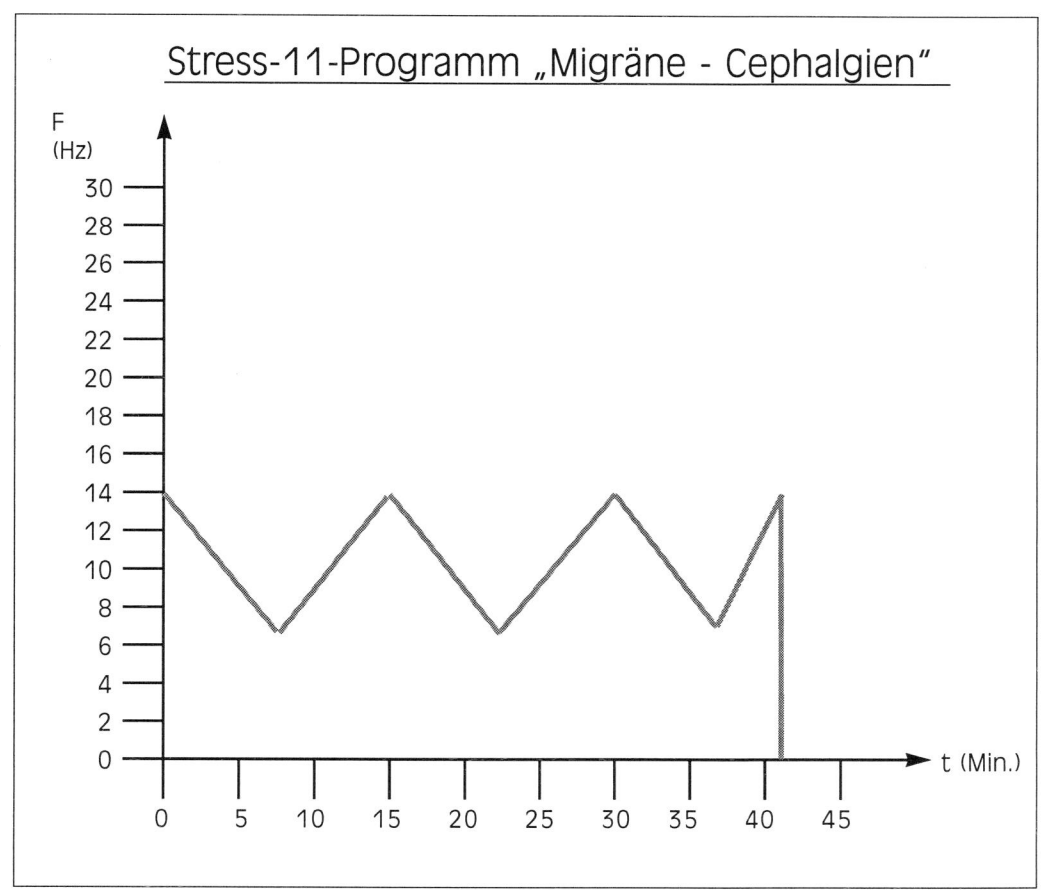

Abb. 91:

Das Streß - 11 - Programm stellt die Basisinduktion bei allen Arten von „Stichschmerzen" dar. Dazu gehören in erster Linie Migränen und Cephalgien, die die Hauptindikationen dieses Programmes bilden. Darüber hinaus sind alle Formen von Spasmen dieser Behandlung zugänglich.

Indikationen:

Migräne, Cephalgien

Spasmen

Schulter- und Nackenbeschwerden

Nabelkoliken bei Kindern

10.3. Depressionstherapie

Die Programmkarte Depressionstherapie beinhaltet drei Programmn, die im Folgenden beschrieben werden.

10.3.1. Depressionsprogramm 1

Wie aus Abb. 92 erichtlich ist, bewegt sich das Depressionsprogramm 1 ausschließlich im Beta-Bereich. Die Induktion beginnt bei 14Hz am Übergang von Alpha nach Beta.

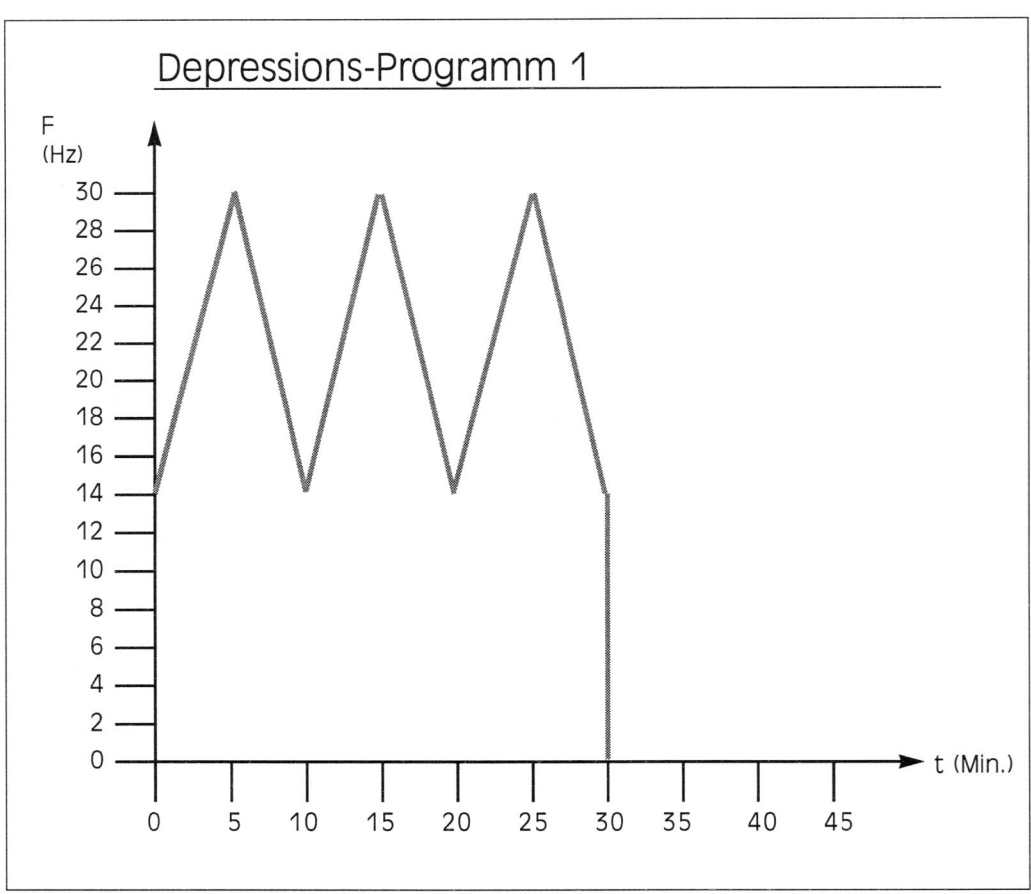

Abb. 92:

Binnen 5 Minuten ist 30Hz erreicht, nach weiteren 5 Minuten erneut 14Hz. Diese Schaukel wiederholt sich weitere zwei Mal. Nach 30 Minuten ist die Behandlung beendet.

Aus der Induktion des gesamten Betaspektrums wird die therapeutische Absicht deutlich, den Patienten gleichsam „aufzuwecken". Depressive leiden in erster Linie unter einer tiefen Erschöpfung und Antriebsarmut, die das tägliche Leben noch schwieriger gestalten, als es ohnehin schon ist. Hier besteht sicher ein Mangel an der Aktivitätsfrequenz Beta. Das Depressionsprogramm 1 ist bestrebt, dem Organismus zu zeigen, wieder in diesen Frequenzbereich einzuschwingen.

Aus dieser Tatsache geht hervor, daß das Depressionsprogramm 1 niemals während der manischen Phase einer Depression appliziert werden darf. Auch damit verbundene Angstzustände stellen eine absolute

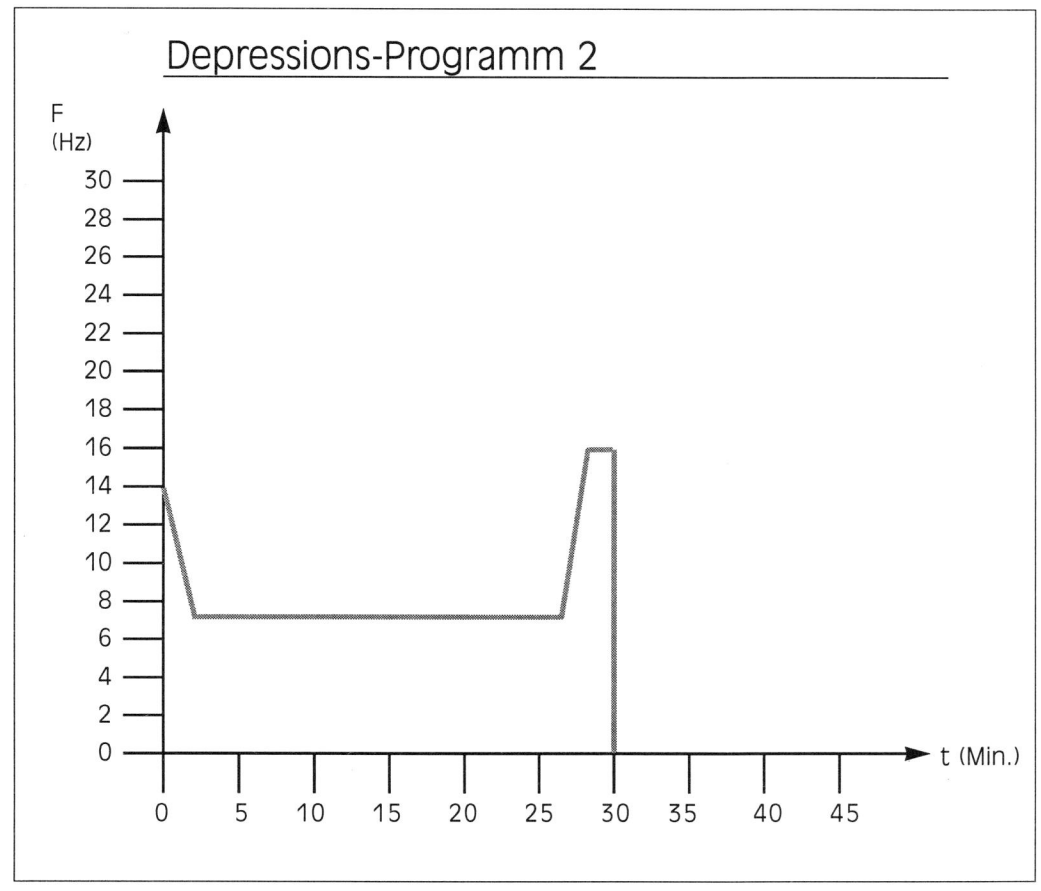

Abb. 93:

Kontraindikation dar. Solche Patienten sind ohnehin „überbetaisiert", und eine weitere Induktion von Beta könnte das Beschwerdebild dramatisch verschlechtern.

Das Depressionsprogramm 1 wird bei geöffneten Augen induziert.

Indikationen:
Depressionen ohne Angst
Müdigkeit, Lustlosigkeit, Abgeschlagenheit
Rekonvaleszenz

10.3.2. Depressionsprogramm 2

Das Depressionsprogramm 2 entspricht in seiner Frequenzabfolge dem Ruheprogramm. Hier findet überwiegend der tiefe Alphabereich Anwendung, der dem „überbetaisierten" Patienten während der manischen Phase einer Depression fehlt.

Diese Tatsache macht die Induktion in der Grenzregion zwischen Alpha und Theta bei 7 Hz so erforderlich.

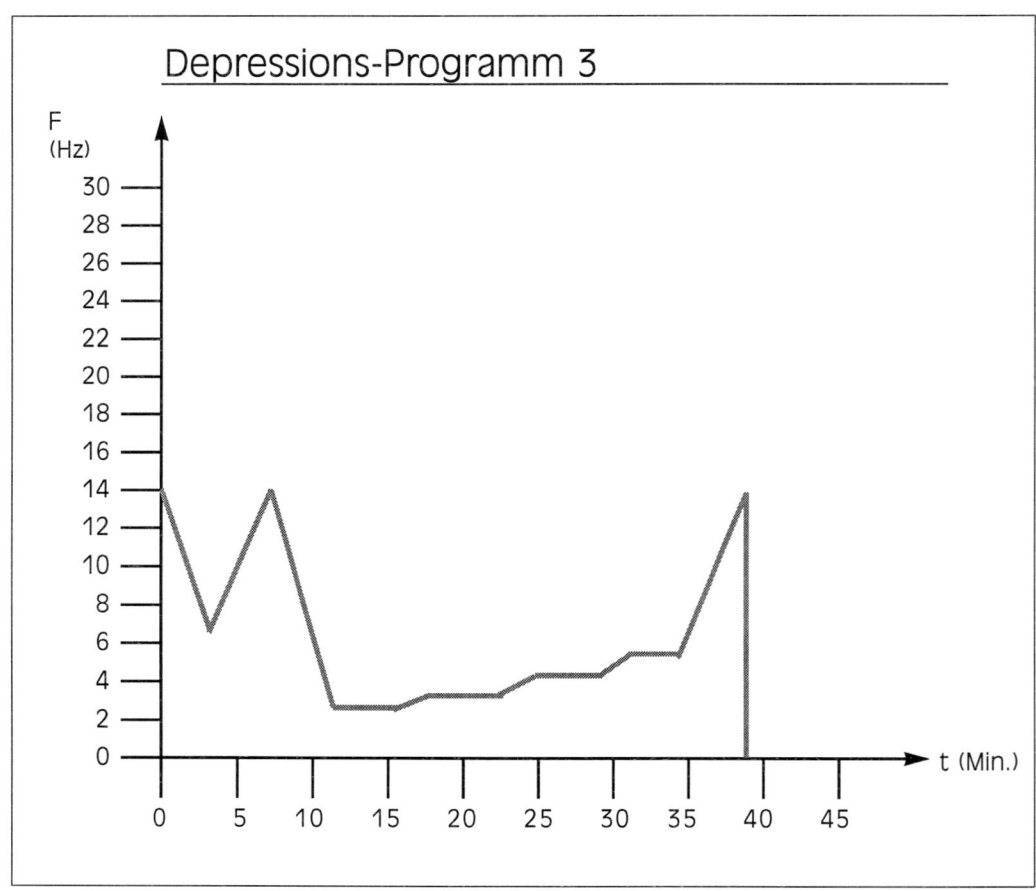

Abb. 94:

Das Frequenzbild wurde unter Kap.10.1.1 (Ruheprogramm) besprochen.

Es sei nochmals darauf hingewiesen, daß das Depressionsprogramm 2 bei geschlossenen Augen induziert wird.

Indikationen:
Manische Phasen einer Depression
Unruhe
Angstzustände
Alle unter Kap.10.1.1 besprochenen Indikationen

10.3.3. Depressionsprogramm 3

Das Depressionsprogramm 3 entspricht dem Streß-10-Programm und damit der endokrinen Regulationsstörung.

Es findet gesondert Erwähnung, weil zahlreiche Formen der Depression ihren Ursprung in Verschiebungen des Hormonhaushaltes finden. Hier ist es von besonderer Bedeutung, die Beschwerden des Patienten nicht pharmakologisch „zuzudecken", sondern die

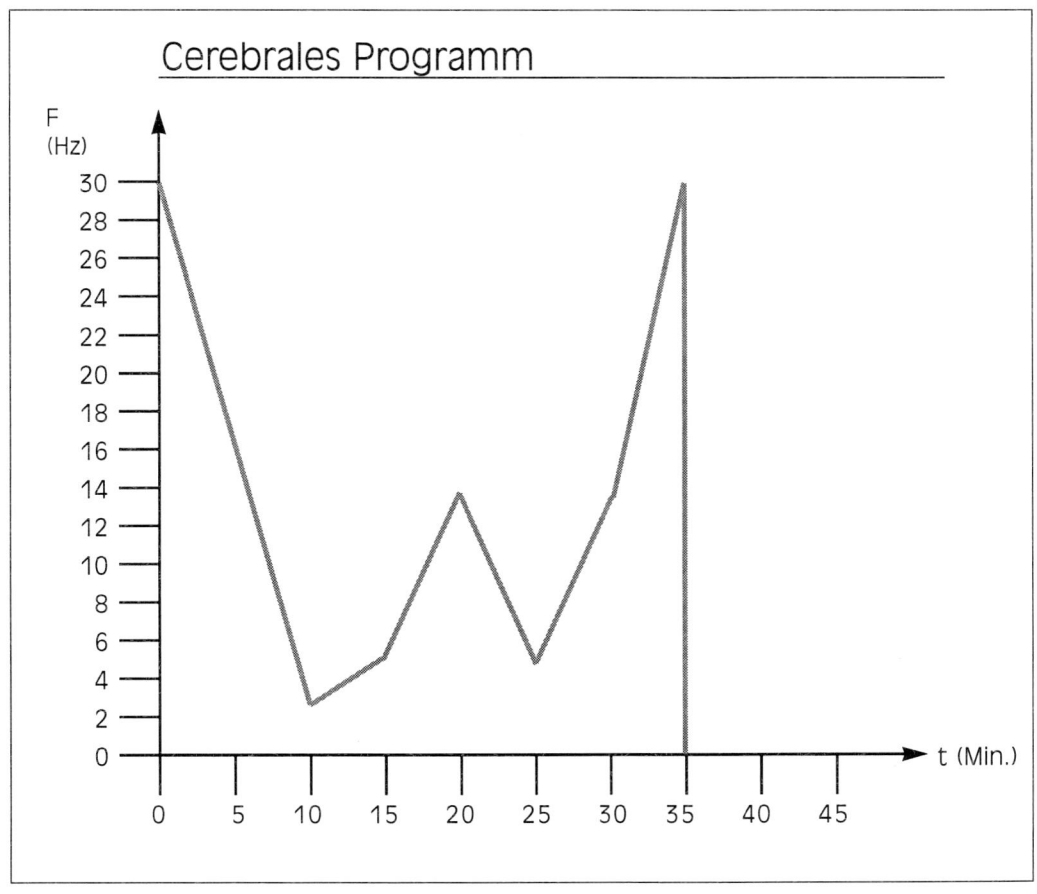

Abb. 95:

Wurzel des Übels zu eruieren und einer Therapie zuzuführen.

Wie beim Streß- 10 -Programm erfolgt die Anwendung des Depressionsprogrammes 3 bei geschlossenen Augen.

Indikationen:
Klimakterische Depression
Menstruelle Depression
Pubertäre Depression

10.4. Mentales Training

Die Programmdiskette „Mentales Training" enthält drei Programme, die im Folgenden beschrieben werden.

10.4.1. Cerebrales Programm

Das Cerebrale Programm startet bei 30Hz und damit bei Beta. Es führt kontinuierlich nach unten und erreicht nach 6 Minuten Alpha bei 14Hz. Hier sollten die Augen geschlossen werden. Binnen weiterer 4 Minuten führt es nach 3Hz und von dort über 7Hz zurück nach 14Hz. Innerhalb von 5 Minuten sinkt es erneut nach 7Hz und von hier aus zurück nach 14Hz. Dieser Punkt ist nach 30 Minuten erreicht, die Augen können wieder geöffnet werden. Nach weiteren 5 Minuten endet das Programm bei 30Hz.

Durch die Demonstration aller Frequenzbereiche wird der Organismus veranlaßt, das gesamte Spektrum nachzuvollziehen und sich so mit allen Wellenmustern auseinanderzusetzen. Dies entspricht im Grunde einem cerebralen Training.

Indikationen:
Schärfung der Intellektualität
Bringt Wachheit und Aktivität im Gehirn
Arteriosklerose
Versuchsweise bei Mb. Alzheimer
Versuchsweise bei Mb. Parkinson

10.4.2. Lernprogramm

Auch das Lernprogramm beginnt mit der Induktion von 14Hz. Nach 3 Minuten erreicht es den Frequenzbereich von 5Hz. In den folgenden 25 Minuten schwingt es rhythmisch zwischen 5Hz und 8Hz hin und her. Während dieser Phase erfährt der Patient eine tiefe Entspannung, die an ein hohes Maß intellektueller Aufnahmebereitschaft gekoppelt ist. Dieser Bereich entspricht dem nach Prof. Losanow so benannten Losanow-Rhythmus, der als Grundlage der Super-Learning-Methode gilt.

Auch bei der Anwendung des Lernprogrammes ist es diese Zeitspanne von 25 Minuten, die ein sehr effizientes Lernen ermöglicht. Störende Außenreize sind abgeschaltet, und die innere Ruhe macht es dem Patienten leicht, Lerninhalte zu behalten. Da die Augen geschlossen sein müssen, ist dies nur auf dem auditiven Weg möglich, z.B. in Form einer selbstbesprochenen Casette. Dabei allerdings sind die Resultate oftmals erstaunlich.

Indikationen:
Lernschwäche
Konzentrationstörungen
Seh- und Hörschwäche.
Prüfungsängste

Vergeßlichkeit
Koordinationstörungen
Arteriosklerose

Zu beachten ist, daß während der 25-minütigen Induktion im Frequenzbereich zwischen 8Hz und 5Hz durchaus Suggestionen möglich sind. Dies erfordert einen hohen moralischen Anspruch an den Behandler. Andererseits eröffnet dieser Umstand die Möglichkeit, das Lernprogramm

mit Erfolg in der Suchttherapie einzusetzen. Die Anwendung des Lernprogrammes kann täglich erfolgen.

10.4.3. Erinnerungsprogramm

Das Erinnerungsprogramm startet bei 14Hz. Nach 2 Minuten erreicht es 5Hz, wo es für 1 Minute verweilt. Anschließend sinkt die Frequenz binnen 3Minuten nach 3Hz an die Grenze von Theta nach Delta. Nachdem die-

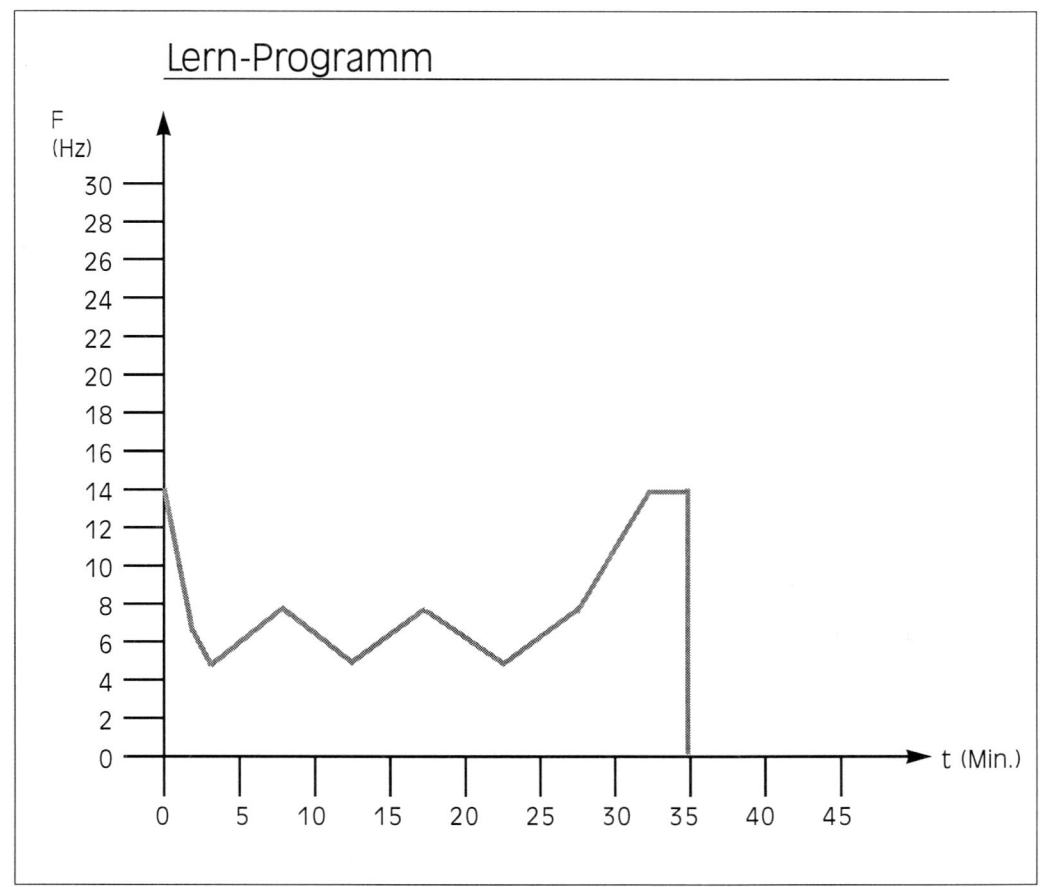

Abb. 96:

ser Bereich 2 Minuten induziert wurde, steigt das Programm nach 8Hz, um dann wieder nach 3Hz zurückzukehren. Von hier steigt es kontinuierlich nach oben und endet nach 35 Minuten bei 30Hz.

Diese Frequenzabfolge scheint stimulierenden Charakter auf Glutamine und Neurotransmitter im Gehirn zu haben. Jedenfalls bewirkt es, vor allem in Verbindung mit den Programmen „Cerebrales Programm" und „Lernprogramm", eine deutliche Steigerung der intellektuellen Fähigkeiten des Patienten.

Indikationen:
In Kombination mit den Programmen „Cerebrales Programm" und „Lernprogramm" Steigerung der intellektuellen Fähigkeiten. Zu diesem Zweck werden die Programme im täglichen Wechsel je fünfmal induziert.
Anregung der Kreativität
Steigerung der cerebralen Durchblutung

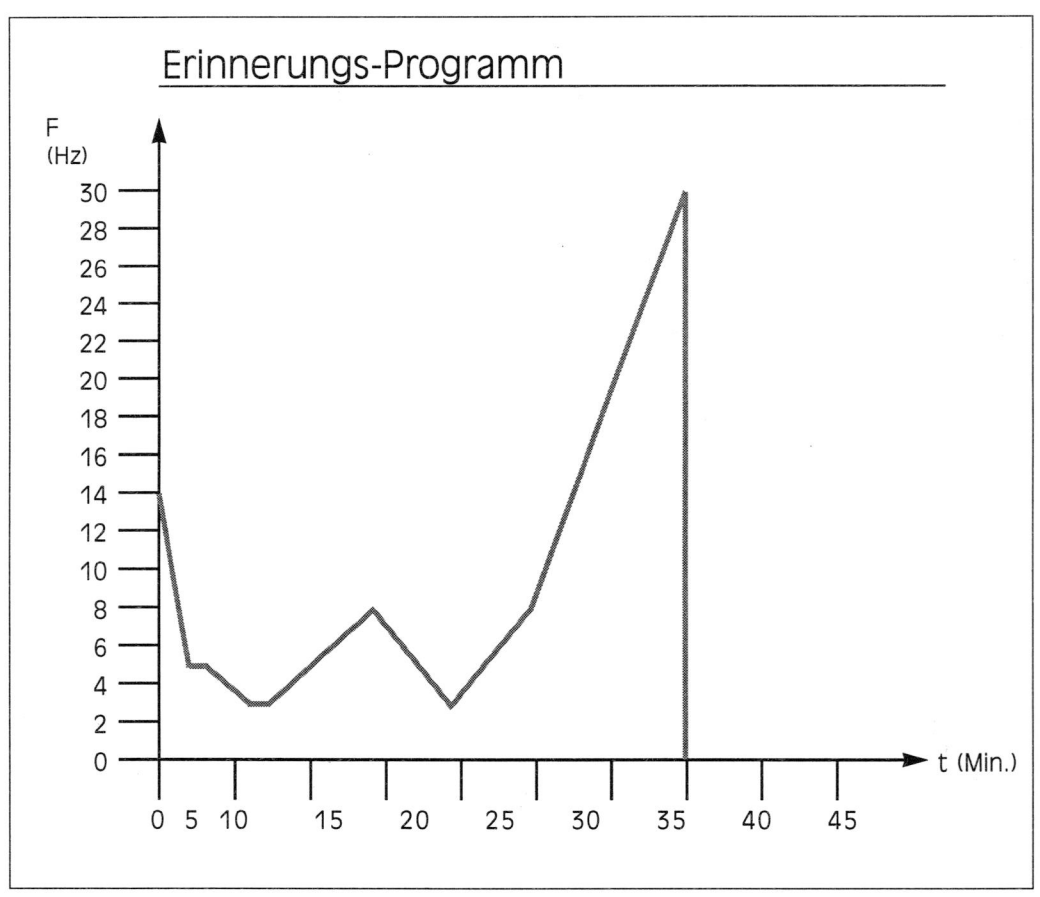

Abb. 97:

11. Das Gerät zur Induktionstherapie - VEGASOM 707

Das VEGASOM 707 ist ein elektromedizinisches Therapiegerät.

Es handelt sich um einen Frequenzgenerator zur Erzeugung spezifischer Therapiesignale im Frequenzbereich von 0,5Hz - 30Hz.

Dadurch können die vier Frequenzbereiche, die bei der Auswertung von EEG-Messungen Anwendung finden, vollständig appliziert werden.

Die Therapiesignale sind aus Gründen der Anpassung in ihrer Form auf die physikalischen Eigenschaften der Haut abgestimmt, realisiert durch Rechteckimpulse mit einem festgelegten Differenzieranteil.

Zur bildhaften Veranschaulichung kann man sich diese Signale als Rechteckimpulse mit unlinear fallenden Flanken vorstellen.

Die Ausgangssignale haben keinen Erdungsbezug, sind also „bodyflowtend".

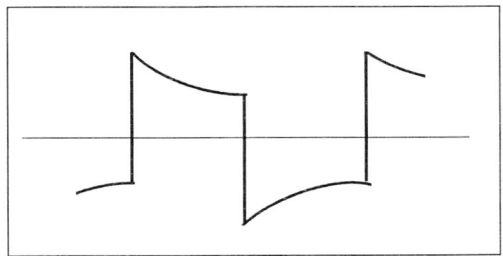

Abb. 98:

12. Testverfahren und Indikationsbeispiele

Zu diesem Kapitel sind einige einleitende Bemerkungen notwendig.

Keinesfalls soll die Auflistung verschiedener Indikationen dazu verführen, in der Praxis nach „Kochbuchrezept" zu behandeln. Es gilt auch hier, daß prinzipiell jede Somatotopie der Induktionstherapie zugänglich ist, so daß der Behandler gefordert ist, sein eigenes Therapieschema zu entwickeln. Unter diesem Gesichtspunkt haben die nachstehend aufgeführten Indikationen exemplarischen Charakter dafür, wie eine Behandlung aufgebaut werden kann und an welchen Kriterien sie sich orientiert.

Es sei besonders hervorgehoben, daß zunächst eine exakte Diagnosestellung unabdingbar ist. Darüberhinaus sollen die hier angeführten Beispiele keine Anleitung zur monomanen Therapie darstellen, sondern es sollten gegebenenfalls andere Behandlungsmöglichkeiten ergänzend hinzugenommen werden.

Grundsätzlich gilt, daß bei der Punkttherapie jeder Punkt für die Dauer einer Frequenzschaukel, also zwei Minuten, induziert wird. Jede Behandlung wird mit der Induktion des zuvor getesteten Wellenpunktes an der Stirn eingeleitet.

Die Auswahl der Festprogramme führte in der Vergangenheit immer wieder zu Schwierigkeiten. Aus diesem Grund wurden unter Kapitel 10 die Indikationen ausführlich besprochen.

Eine gute praktikable Möglichkeit, das therapierelevante Programm zu ermitteln, beschreibt Prof. Dr. Weishaupt, Psychologe und Vorsitzender der Studiengemeinschaft für angewandte Psychologie und Kinesiologie in Salzgitter. Mit seiner freundlichen Genehmigung wird diese Testmethode hier veröffentlicht.

12.1 Der Programmtest nach Weishaupt

Weishaupt konnte am Körper Testpunkte identifizieren, an denen mit Hilfe des kinesiologischen Muskeltests exakt eruiert werden kann, welches Induktionsprogramm vorrangig indiziert ist. Dieses Vorgehen setzt allerdings ein Minimum an kinesiologischem Wissen vorraus, und es erfordert den genauen Umgang mit dieser Diagnosemethode. Das für die Induktionstherapie relevante Testverfahren wird im Folgenden beschrieben. Darüberhinaus sei auf die einschlägige Fachliteratur verwiesen.

Der Patient steht vor dem Behandler, läßt den rechten Arm locker hängen und streckt den linken Arm waagrecht nach außen. Der Therapeut stabilisiert mit der linken Hand die rechte Schulter des Patienten und ergreift dessen ausgestreckten Arm oberhalb des Handgelenks. Die Testperson wird darauf aufmerksam gemacht, daß der Behandler versucht, den Arm nach unten zu drücken, und daß sie dagegen Widerstand ausüben soll. Durch leichten, aber nicht ruckartigen Druck wird das Sperren des Indikatormuskels (hier der M.deltoideus) festgestellt (siehe Abb. 99).

Es sollte nicht länger als ca. 3 Sekunden getestet werden, um ein Ermüden des Muskels zu vehindern. Normalerweise hat der Patient keine Mühe, diesem Druck standzuhalten - er testet stark.

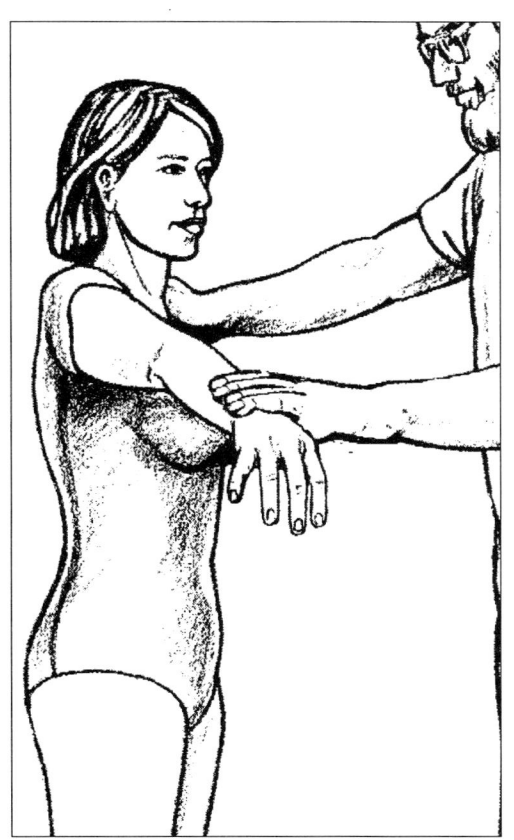

Abb. 99: Das Testen des Deltamuskels

Nun wird der Organismus des Patienten mit einer Tatsache konfrontiert, die ihm „Streß" bereitet. Er ißt beispielsweise etwas raffinierten Zucker oder denkt an eine unangenehme Situation. Augenblicklich werden sich die Gegebenheiten am Testmuskel verändern, und er wird nicht mehr in der Lage sein, dem Druck zu widerstehen - er testet schwach. Auf diese Weise „befragt" die Kinesiologie den Körper des Patienten, und der Indikatormuskel liefert die Antwort.

Nach diesem Basistest erfolgen 3 sogenannte Vortests. Weishaupt weist ausdrücklich darauf hin, daß diese Vortests unbedingt einzuhalten sind, um zuverlässige Aussagen im Hinblick auf das zu induzierende Programm zu erhalten.

Der erste Vortest behandelt das unter Kapitel 8.4.7 bereits erwähnte „Switching", also die Desintegration der beiden Groß-

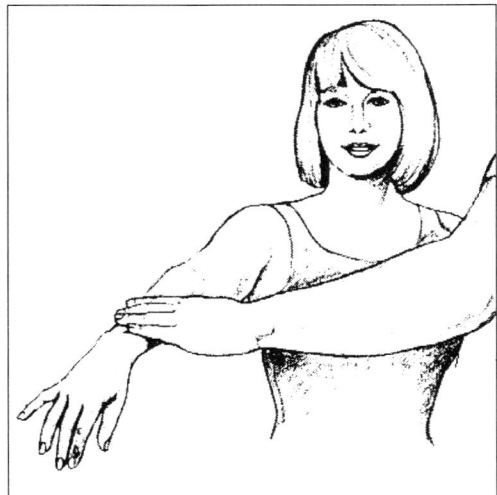

Abb. 100: Zuerst mit der einen und dann mit der anderen Hand checken.

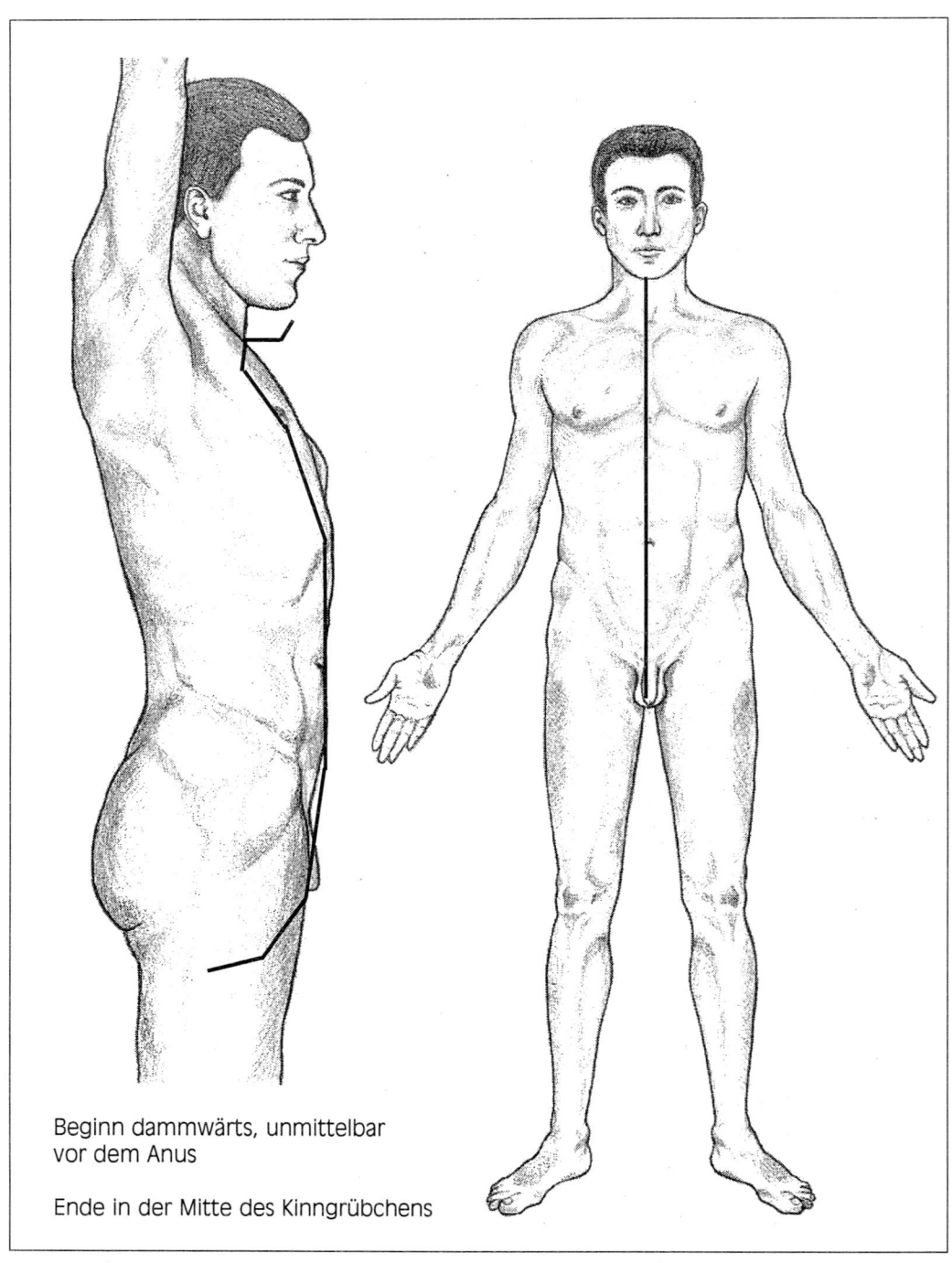

Beginn dammwärts, unmittelbar
vor dem Anus

Ende in der Mitte des Kinngrübchens

Abb. 101: Konzeptions-Gefäß

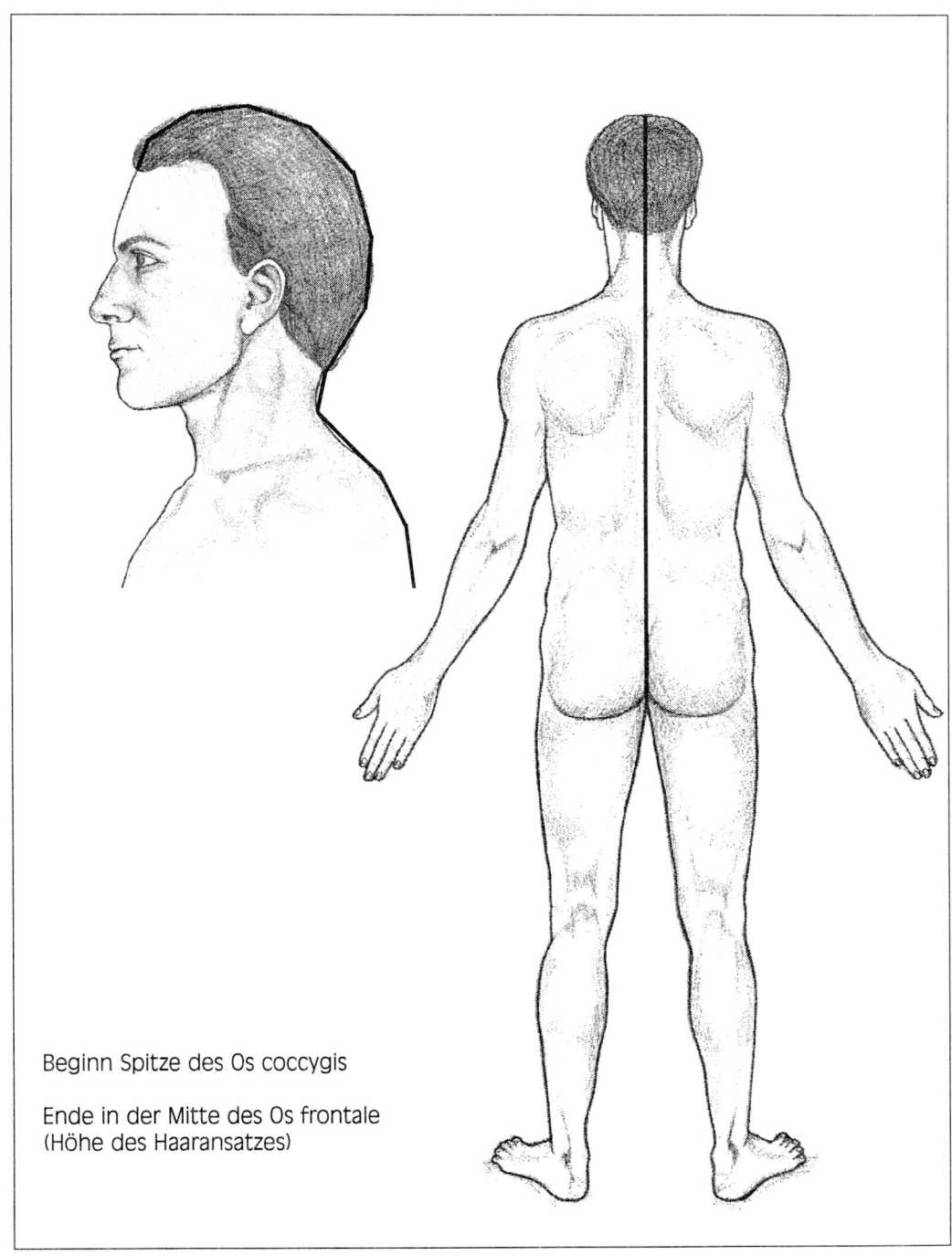

Beginn Spitze des Os coccygis

Ende in der Mitte des Os frontale
(Höhe des Haaransatzes)

Abb. 102: Gouverneur-Gefäß

hirnhemisphären. Der Behandler testet den ausgestreckten Arm des Patienten abwechselnd mit der einen und dann mit der anderen Hand (siehe Abb. 100). Gibt der Indikatormuskel nach, ist die Testperson „geswitched".

Die Korrektur des „Switching" erfolgt über eine Punktinduktion. Zunächst wird die therapierelevante Einzelfrequenz an der Stirn getestet und der Wellenpunkt für die Dauer einer Frequenzschaukel induziert. Anschließend erfolgt eine zweiminütige Induktion des Akupunkturpunktes GG26, der dem Corpus callosum entspricht. Wie bekannt verbindet das Corpus callosum die beiden Großhirnhemisphären und ist in der Lage, Lateralitätsstörungen auszugleichen.

Der zweite, in der Kinesiologie sehr bedeutsame Vortest beschreibt das sog. „Reversal". Hierbei handelt es sich um eine Vertauschung der Meridianflußrichtungen, so daß beim „reverseden" Patienten die Energie innerhalb der Akupunkturmeridiane genau entgegengesetzt fließt.

Der Test hierzu ist einfach. Zunächst wird der Zentralmeridian (KG) vom Schambein bis zur Unterlippe, also entlang seiner physiologischen Fließrichtung (siehe Abb. 101), mit der Hand ausgestrichen. Der Indikatormuskel sollte daraufhin stark testen. Anschließend wird umgekehrt verfahren und das KG wird von oben nach unten gestrichen. Jetzt sollte der Testmuskel schwach reagieren. Zum Abschluß wird nochmals von unten nach oben behandelt, um den Test mit einer stärkenden Bewegung zu beenden.

Analog wird beim Gouverneurgefäß (GG) am Rücken verfahren, wobei zu beachten ist, daß seine Fließrichtung ebenfalls von caudal nach cranial, also von unten nach oben verläuft (siehe Abb. 102).

Testet der Patient nun bei der Aufwärtsbewegung schwach und/oder bei der Abwärtsbewegung stark, so ist er „reversed". Diese energetische Blockade muß behoben werden, bevor die Therapie fortgesetzt wird.

Hierzu wird erneut zunächst der Wellenpunkt an der Stirn getestet und behandelt. Anschließend werden KG und GG jeweils für die Dauer einer Frequenzschaukel mit derselben Einzelfrequenz entlang ihrer Fließrichtung gestrichen. Abschließend erfolgt die Überprüfung der Korrektur.

Der letzte der drei Vortests behandelt den Wasserhaushalt des Patienten. Hierzu zieht

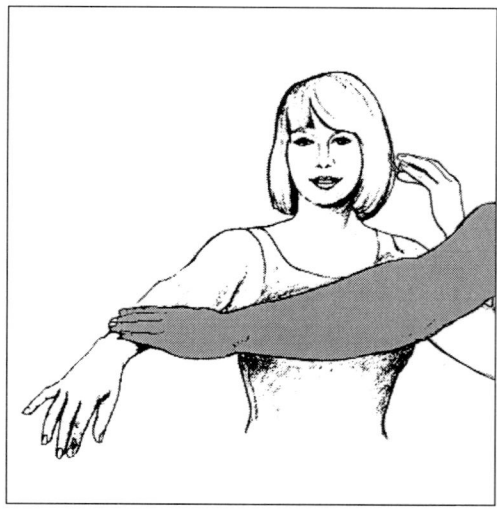

Abb. 103: Wassercheck - ziehe sanft das Haar am Kopf zur Seite

der Patient während des Testvorganges sanft an einer Strähne seines Kopfhaares (siehe Abb. 103). Testet er dabei stark, so ist der Flüssigkeitshaushalt in Ordnung.

Testet er schwach, so erfolgt die Korrektur einfach dadurch, die Testperson ein Glas Wasser trinken zu lassen.

Im Anschluß an die drei Vortests erfolgt der sog. Klar-Check.

Hierbei wird zunächst wieder der Indikatormuskel geprüft. Anschließend wird das „Ja/Nein-Signal" festgelegt.

Beim lauten Aussprechen eines „Ja" sollte der Patient stark testen, bei der Formulierung eines „Nein" sollte der Testmuskel schwach reagieren.
Nach Abschluß der drei Vortests und des Klar-Checks erfolgt das eigentliche Austesten des Therapieprogrammes.

Nachstehend nun die von Prof. Dr. Weishaupt ermittelten Testpunkte:

Programm	Testpunkt
1. Ruheprogramm	Basischakra (an der Basis der Wirbelsäule)
2. Schlafprogramm	Kronenchakra (am Scheitel)
3. Kinderprogramm	Stirnchakra (zwischen den Augenbrauen)
4. Streß- A -Programm	Akupunkturpunkt Dickdarm 1
5. Streß- X -Programm	Sexualchakra (über dem Schambein)
6. Streß- 10 -Programm	Solar-Plexus-Chakra
7. Streß- 11 -Programm	Akupunkturpunkt MP 21
8. Depressionsprogramm 1	Akupunkturpunkt Leber 14 rechts
9. Depressionsprogramm 2	Basischakra (an der Basis der Wirbelsäule)
10. Depressionsprogramm 3	Akupunkturpunkt Dickdarm 20
11. Cerebrales Programm	Akupunkturpunkt GG 26
12. Lernprogramm	Akupunkturpunkt KG 24
13. Erinnerungsprogramm	Akupunkturpunkt Magen 45

Der Testvorgang ist wie folgt: der Behandler berührt nacheinander die oben aufgeführten Testpunkte beim Patienten mit einer Hand, während die andere Hand den Indikatormuskel testet. Der Testpunkt, dessen Berührung ein „Abschalten" des Testmuskels bewirkt (bei dem der Muskel also „schwach" testet), indiziert das Induktionsprogramm, nach dem der Organismus des Patienten vorrangig verlangt.

Bei der Testung über Chakra-Zonen bringt der Behandler die Testhand in Pfötchen-Stellung über das jeweilige Chakra und testet ohne unmittelbare Körperberührung. Bei den Akupunkturpunkten wird der jeweilige Testpunkt auf der angegebenen Körperseite bzw., falls nicht gesondert erwähnt, wahlweise auf einer der Körperseiten, direkt berührt. Nach dieser Testung kann das entsprechende Programm induziert werden.

Das von Prof. Dr. Weishaupt entwickelte Testverfahren erleichtert die Auswahl eines Therapieprogrammes enorm und stellt eine wesentliche Bereicherung der Induktionstherapie dar. Es sei nochmals darauf hingewiesen, daß die Regeln der Kinesiologie streng einzuhalten sind.

12.2 Der Programmtest nach Rademacher

Der Kollege P. G. Rademacher hat einen Ampullentestsatz entwickelt, über den kinesiologisch oder mit Hilfe des Vegetativen Reflextestes (VRT-Vegatest) das zu induzierende Therapieprogramm leicht ermittelt werden kann. Der Testsatz umfaßt eine Reihe von Einzelhomöopathika in der Potenz LM 18.

Rademacher klärt zunächst ab, ob die Induktionstherapie beim entsprechenden Patienten generell indiziert ist. Hierzu verwendet er zunächst die Testampulle „Zincum met. LM 18".

Beim kinesiologischen Test wird die Ampulle in die rechte Hand des Patienten gegeben. Testet er „schwach", so sollte eine Induktionstherapie erfolgen.

Beim Vegetativen Reflextest (VRT-Vegatest) wird die Testampulle in den Meßkreis des VEGATEST-Gerätes eingebracht. Als Meßpunkte kommen in erster Linie „Endokrinium 1" (am lateralen Nagelfalzwinkel des 4. Fingers) oder „Bindegewebige Degeneration 1" (am medialen Nagelfalzwinkel der 3. Zehe) in Betracht. Wird beim Test der vorher eingestellte Ausgangswert von 80 Skaleneinheiten nicht erreicht, so ist der Einsatz der Induktionstherapie indiziert. Das anzuwendende Programm kann über folgende Testampullen eruiert werden:

Ruheprogramm	Ignatia LM 18
Schlafprogramm	Arsenicum alb. LM 18
Kinderprogramm	Calcium phos. LM 18
Streß- A -Programm	Hyoscyamus LM 18
Streß- X -Programm	Verbascum LM 18
Streß- 10 -Programm	Ceanothus LM 18
Streß- 11 -Programm	Gelsemium LM 18
Depressionsprogramm 1	Natrium mur. LM 18
Depressionsprogramm 2	Pulsatilla LM 18
Depressionsprogramm 3	Hypericum perf. LM 18
Cerebrales Programm	Barium carb. LM 18
Lernprogramm	Sulfur LM 18
Erinnerungsprogramm	Platinum LM 18

Um das therapierelevante Programm herauszufinden, wird eine Ampulle nach der anderen in den Testkreis eingebracht, wobei „Zincum met. LM 18" in der Wabe verbleibt. Erreicht nun eine Testsubstanz bei der neuerlichen Messung den Ausgangswert von 80 Skaleneinheiten, so ist das entsprechende Programm indiziert

Dieses Vorgehen eignet sich natürlich in erster Linie für VEGATEST-erprobte Anwender. Den Therapeuten, die in dieser Vorgehensweise weniger erprobt sind, sei die entsprechende Fachliteratur empfohlen.

Bei Anwendung des getesteten Programmes sollte nach Möglichkeit darauf geachtet werden, einen ruhigen Behandlungsraum zu wählen. Desweiteren ist von Bedeutung, daß bei allen Programmen, deren Frequenz ganz oder teilweise die 14Hz-Grenze unterschreitet, die Augen geschlossen zu halten sind. Hier hat sich, vor allem bei Kindern, eine Schlafmaske bewährt, wie sie in Flugzeugen häufig Anwendung findet.

Die Erfahrung zeigt, daß bei einer zweimaligen Behandlung pro Woche in der Regel acht bis zehn Therapiesitzungen ausreichend sind.

Nachstehend nun eine Reihe von Indikationsmöglichkeiten, die sich in der Praxis bewährt haben. Hierbei ist zu beachten, daß es sich jeweils um eine Auswahl an Behandlungspunkten handelt, die nie oder nur höchst selten komplett während einer Therapiesitzung zur Anwendung gelangen. Der Vollständigkeit halber sei nochmals erwähnt, daß jede Behandlung durch die Induktion des Wellenpunktes an der Stirn eingeleitet wird.

12.3 Erkrankungen des Respirationstraktes

Bronchitis:

Punkte der Ohrakupunktur: P37, P40, P1, P2, P3, P53

Punkte der Körperakupunktur: Niere 26 beidseits, Niere 27 beidseits

Induktionsprogramm: Streß- X -Programm

Funktionskreisbeziehungen: Odontone 4 und 5. Beachte Zusammenhang zum Colon.

Asthma bronchiale:

Punkte der Ohrakupunktur: P37, P40, P42, P1, P2, P3

Punkte der Körperakupunktur: Hier werden die polar angelegten Punkte auf beiden Körperseiten getastet.

Zur Anwendung gelangt der drucksensiblere Punkt.

KS 6, Lunge 6, KG 22, Niere 27

Induktionsprogramm: Streß- X -Programm

Funktionskreisbeziehungen: Odontone 4 und 5. Beachte Zusammenhang zum Colon.

Husten:

Punkte der Ohrakupunktur: P37, P40, P1, P3

Punkte der Körperakupunktur: Niere 6 beidseits, Niere 27 beidseits

Induktionsprogramm: Streß- X -Programm

Funktionskreisbeziehungen: Odontone 4 und 5. Beachte Zusammenhang zum Colon.

12.4 Erkrankungen des Uro-Genital-Traktes

Harninkontinenz:

Punkte der Ohrakupunktur: P26, P60, P2

Punkte der Körperakupunktur: KG 2

Induktionsprogramm: Ruheprogramm. Streß- A -Programm. Streß- 10 -Programm

Funktionskreisbeziehungen: Odontone 1 und 2. Beachte Zusammenhang zu Angstzuständen.

Beachte Zusamenhang zu gynäkologischen Erkrankungen

Anurie:

Punkte der Ohrakupunktur: P26, P44, P53

Punkte der Körperakupunktur: KG 3, KG 6, KG 7.

Die folgenden Punkte werden polar getastet. Der drucksensiblere Punkt gelangt zur Anwendung.

Niere 6, Niere 7, Blase 53, Blase 58

Induktionsprogramm: Ruheprogramm. Streß- A -Programm

Funktionskreisbeziehungen: Odontone 1 und 2. Beachte Zusammenhang zu Angstzuständen.

Nephrolithiasis:

Punkte der Ohrakupunktur: P26, P53, P1, P41

Punkte der Körperakupunktur: Die Punkte werden polar getastet. Der drucksensiblere Punkt gelangt zur Anwendung.

Blase 23, Niere 7, Magen 31, MP 6

Induktionsprogramm: Ruheprogramm. Kinderprogramm.

Funktionskreisbeziehungen: Odontone 1 und

2. Beachte Zusammenhang zu Angstzuständen.

Cystitis:

Punkte der Ohrakupunktur: P26, P53, P1, P41, P2, P3

Punkte der Körperakupunktur: KG 3, KG 4, KG 7.

Die folgenden Punkte werden polar getastet. Der drucksensiblere Punkt gelangt zur Anwendung.

Niere 3, Blase 28, Blase 65

Induktionsprogramm: Streß- X -Programm. Ruheprogramm.

Funktionskreisbeziehungen: Odontone 1 und 2. Beachte Zusammenhang zu Angstzuständen.

Impotenz:

Punkte der Ohrakupunktur: P26, P53, P1, P2, P3

Punkte der Körperakupunktur: KG 6, GG 4.

Die folgenden Punkte werden polar getastet. Der drucksensiblere Punkt gelangt zur Anwendung.

KS 6, Magen 30, Niere 11, MP 6, Dickdarm 5

Induktionsprogramm: Ruheprogramm.

Streß- A -Programm. Streß- 10 -Programm.

Funktionskreisbeziehungen:

Beachte Zusammenhang zum Funktionskreis Niere/Blase.

12.5 Innersekretorische Erkrankungen

Primär-chronische Polyarthitis (PcP):

Obwohl sich die PcP am Bewegungsapparat manifestiert, muß sie ursächlich doch dem Bereich der innersekretorischen Dysregulationen zugeordnet werden.

Punkte der Ohrakupunktur: P1, P3, P44, entsprechende(s) Gelenk(e).

Punkte der Körperakupunktur: Punkte des Hypothalamus und der Hypophyse (siehe Kap. 8.4.2 und 8.4.3)

Häufig liegt der PcP ein energetisches Störfeld im Genitalbereich zugrunde. Dieses Störfeld läßt sich meist über die von Peter Mandel so benannte Kundalini-Ellipse behandeln. Sie setzt sich aus drei Punkten zusammen,

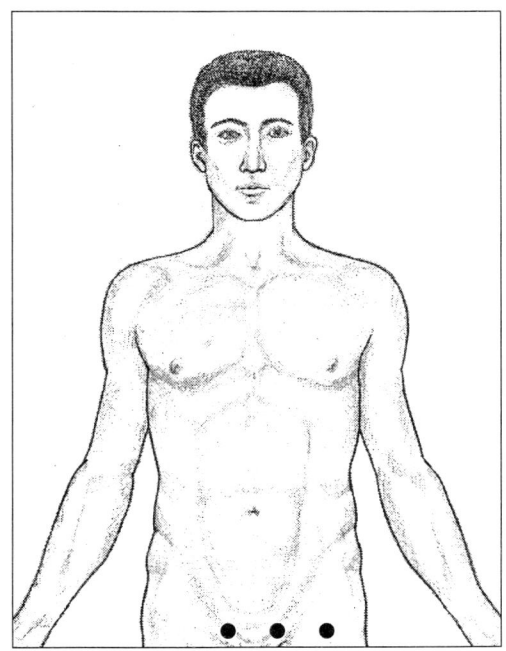

Abb. 104: Endokrine Grundkombination

die auf einer horizontalen Linie am Oberrand der Schamhaargrenze liegen.

Den Mittelpunkt bildet der Akupunkturpunkt KG 2. Der zweite Punkt liegt 2 Querfinger links davon, der dritte Punkt 2 Querfinger rechts (siehe Abb. 104). Pro Punkt wird eine Frequenzschaukel induziert.

Induktionsprogramm: Streß- 10 -Programm
Funktionskreisbeziehungen:
Beachte Zusammenhang zum Funktionskreis Niere/Blase.

Osteoporose:

Obwohl sich die Osteoporose am Bewegungsapparat (in erster Linie an der Wirbelsäule) manifestiert, muß sie ursächlich doch dem Bereich der innersekretorischen Dysregulationen zugeordnet werden.

Punkte der Ohrakupunktur: P1, P3, P44, Ausstreichen der gesamten Wirbelsäule im Ohr, also zwischen den Punkten P6, P10 und P12.
Punkte der Körperakupunktur: Punkte des Hypothalamus und der Hypophyse (s. Kap. 8.4.2 und 8.4.3).

Häufig liegt der Osteoporose ein energetisches Störfeld im Genitalbereich zugrunde. Dieses Störfeld läßt sich meist über die von Peter Mandel so benannte Kundalini-Ellipse behandeln. Sie setzt ich aus drei Punkten zusammen, die auf einer horizontalen Linie am Oberrand der Schamhaargrenze liegen. Den Mittelpunkt bildet der Akupunkturpunkt KG 2. Der zweite Punkt liegt 2 Querfinger links davon, der dritte Punkt 2 Querfinger rechts (siehe Abb. 104). Pro Punkt wird eine Frequenzschaukel induziert.

Induktionsprogramm: Streß- 10 -Programm
Funktionskreisbeziehungen:

Beachte Zusammenhang zum Funktionskreis Niere/Blase.

Innersekretorische Regulationsstörungen:

Punkte der Ohrakupunktur: P44, P60, P26, P41
Punkte der Körperakupunktur: Punkte des Hypothalamus und der Hypophyse (sh. Kap. 8.4.2 und 8.4.3).

Induktionsprogramm: Streß- 10 -Programm
Funktionskreisbeziehungen: Beachte Zusammenhang zum Funktionskreis Niere/Blase

12.6   Erkrankungen des Bewegungsapparates

Morbus Bechterew:

Punkte der Ohrakupunktur: P1, P3, P44, P26, Ausstreichen der gesamten Wirbelsäule im Ohr, also zwischen den Punkten P6, P10 und P12
Punkte der Körperakupunktur: GG 13.
Die folgenden Punkte werden polar getestet. Der drucksensiblere Punkt gelangt zur Anwendung.
Blase 62, Blase 54, Blase 58
Induktionsprogramm: Streß- X -Programm.
Streß- 10 - Programm
Funktionskreisbeziehungen:
Beachte Zusammenhang zum Funktionskreis Niere/Blase

Gonarthrose:

Punkte der Ohrakupunktur: P20, P26, P1, P3
Punkte der Körperakupunktur: Die Punkte werden polar getastet. Der drucksensiblere Punkt gelangt zur Anwendung.
Blase 60, Blase 54, Gallenblase 34

Induktionsprogramm: Streß- 10 -Programm
Funktionskreisbeziehungen:
Beachte Zusammenhang zum Funktionskreis
Niere/Blase.
Beachte Zusammenhang zum Funktionskreis
Milz-Pankreas/Magen.
Weitere Therapiemöglichkeiten: Holistisches
Kreuz (s. Kap. 8.3), KS 6 oder 3E5 (s. Kap. 9.3)

Torticollis (Schiefhals):

Punkte der Ohrakupunktur:P6, P1, P3, P7
Punkte der Körperakupunktur: Die Punkte
werden polar getastet. Der drucksensiblere
Punkt gelangt zur Anwendung.
3E16, Dünndarm 1, Dünndarm 17, Dünn-
darm 18, Blase 64
Induktionsprogramm: Ruheprogramm. Kin-
derprogramm. Streß- A -Programm. Streß-
10 -Programm.
Funktionskreisbeziehungen:
Beachte Zusammenhang zum Funktionskreis
Niere/Blase.
Beachte Zusammenhang zum Funktionskreis
Leber/Galle (muskulärer Schiefhals)
Beachte Zusammenhang zum Funktionskreis
Lunge/Dickdarm (Wirbelsäulensegmente C5,
6 und 7)
Weitere Therapiemöglichkeiten: Holistisches
Kreuz.

Morbus Dupuytren (Dupuytren'sche Sehnenkontraktur):

Punkte der Ohrakupunktur: P17, P18, P1, P2,
P3
Punkte der Körperakupunktur: Die Punkte
werden polar getastet. Der drucksensiblere
Punkt gelangt zur Anwendung.
Dickdarm 4, Dünndarm 4, KS 8,
Gallenblase 41

Induktionsprogramm: Streß- X -Programm
Funktionskreisbeziehungen:
Beachte Zusammenhang zum Funktionskreis
Leber/Galle (Muskeln und Sehnen als spezifi-
sches Gewebe).
Weitere Therapiemöglichkeiten:
Holistisches Kreuz

Fersensporn:

Punkte der Ohrakupunktur: P22, P26, P44,
P1, P2, P3
Funktionskreisbeziehungen:
Beachte Zusammenhang zum Funktionskreis
Niere/Blase
Weitere Therapiemöglichkeiten:
Holistisches Kreuz

12.7   Hauterkrankungen

Neurodermitis:

Punkte der Ohrakupunktur: P37, P38, P3,
P44
Punkte der Körperakupunktur: GG 4.
Die folgenden Punkte werden polar getastet.
Der drucksensiblere Punkt gelangt zur
Anwendung.
Dickdarm 4, Dickdarm 11, MP 6, Magen 36,
Blase 54
Induktionsprogramm: Streß- X -Programm.
Streß- 10 -Programm.
Funktionskreisbeziehungen:
Beachte Zusammenhang zum Funktionskreis
Lunge/Dickdarm.

Pruritus:

Punkte der Ohrakupunktur: P37, P38, P1, P3,
P44
Punkte der Körperakupunktur: Dickdarm 11
beidseits, Lunge 5 beidseits.

Die folgenden Punkte werden polar getastet. Der drucksensiblere Punkt gelangt zur Anwendung.
MP 10, MP 20
Induktionsprogramm: Streß- X -Programm. Streß- 10 -Programm
Funktionskreisbeziehungen:
Beachte Zusammenhang zum Funktionskreis Lunge/Dickdarm.
Weitere Therapiemöglichkeiten:
Holistisches Kreuz

Ekzeme:
Punkte der Ohrakupunktur: P37, P38, P2, P3, P34
Punkte der Körperakupunktur: Die Punkte werden polar getastet. Der drucksensiblere Punkt gelangt zurAnwendung.
3E5, Blase 13, Blase 54, Blase 58, Dickdarm 11, Lunge 7
Induktionsprogramm: Streß- X -Programm. Streß- 10 -Programm
Funktionskreisbeziehungen:
Beachte Zusammenhang zum Funktionskreis Lunge/Dickdarm.

12.8 Herz-Kreislauf-Erkrankungen

Tachycarde Rhythmusstörungen:
Punkte der Ohrakupunkur: P39, P53, P1, P41
Punkte der Körperakupunktur: Herz 3 beidseits.
Die folgenden Punkte werden polar getastet. Der drucksensiblere Punkt gelangt zur Anwendung.
Herz 7, Blase 15, KS 6
Induktionsprogramm: Ruheprogramm. Streß- A -Programm.
Funktionskreisbeziehungen:

Beachte Zusammenhang zum Funktionskreis Herz/Dünndarm.

Hypotonie:
Punkte der Ohrakupunktur: P53, P39, P2, P3
Punkte der Körperakupunktur: Die Punkte werden polar getastet. Der drucksensiblere Punkt gelangt zur Anwendung.
KS 6, KS 9, Magen 36, Leber 13
Funktionskreisbeziehungen:
Beachte Zusammenhang zum Funktionskreis Herz/Dünndarm

Hypertonie:
Punkte der Ohrakupunktur: P24, P53, P39, P1, P43
Punkte der Körperakupunktur: GG 19.
Die folgenden Punkte werden polar getastet. Der drucksensiblere Punkt gelangt zur Anwendung.
KS 6, KS 7, Magen 36
Induktionsprogramm: Streß- A -Programm. Kinderprogramm. Ruheprogramm
Funktionskreisbeziehungen:
Beachte Zusammenhang zum Funktionskreis Herz/Dünndarm.

12.9 Erkrankungen der Augen und der Ohren

Opticusatrophie:
Punkte der Ohrakupunktur: P48, P26, P28
Punkte der Körperakupunktur: Die Punkte werden polar getastet. Der drucksensiblere Punk gelangt zur Anwendung.
3E5, Gallenblase 20
Funktionskreisbeziehungen:
Beachte den Zusammenhang zum Funkti-

onskreis Leber/Galle.

Weitere Therapiemöglichkeiten:

Thalamuspunkte der Steuerungsorgane (siehe Kap. 8.4.1) und an der Großzehe (siehe Kap. 8.2)

Iritis, Conjunctivitis:

Punkte der Ohrakupunktur: P48, P28, P37, P38

Punkte der Körperakupunktur: Die Punkte werden polar getastet. Der drucksensiblere Punkt gelangt zur Anwendung.

Gallenblase 1, Gallenblase 20, Gallenblase 41, 3E5, 3E21

Funktionskreisbeziehungen:

Beachte Zusammenhang zum Funktionskreis Leber/Galle

Tinnitus auris:

Punkte der Ohrakupunktur: P26, P2, P49, P52

Punkte der Körperakupunktur: GG 19.

Die folgenden Punkte werden polar getastet. Der drucksensiblere Punkt gelangt zur Anwendung.

3E17, 3E22, 3E23, Dünndarm 19

Induktionsprogramm: Streß- A -Programm. Ruheprogramm. Kinderprogramm.

Funktionskreisbeziehungen:

Beachte Zusammenhang zum Funktionskreis Niere/Blase.

12.10 Erkrankungen des Verdauungstraktes

Colitis ulcerosa:

Punkte der Ohrakupunktur: P34, P32, P53, P1, P3

Punkte der Körperakupunktur: Die Punkte werden polar getastet. Der drucksensiblere Punkt gelangt zur Anwendung.

KS 6, MP 4, Leber 8, Blase 26

Induktionsprogramm: Kinderprogramm. Ruheprogramm.

Funktionskreisbeziehungen: Beachte Zusammenhang zum Funktionskreis Lunge/Dickdarm

Weitere Therapiemöglichkeiten: Hypothalamuspunkte der Steuerungsorgane (s. Kap. 8.4.2)

Aggressive Zonen nach Peter Mandel.

Hierbei handelt es sich um drei Therapiepunkte, die wie folgt zu finden sind:

Man schlägt ein Andreaskreuz über den

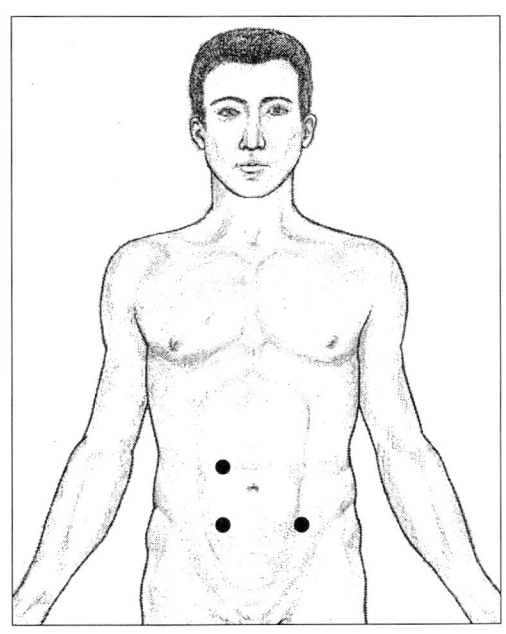

Abb. 105: Aggressive Zonen

Bauchnabel. Im Abstand von jeweils 2 bis 3 Querfingern nach links unten, rechts unten und rechts oben (vom Patienten aus betrachtet) findet sich durch Druckdolenz der entsprechende Therapiepunkt. Pro Punkt wird eine Frequenzschaukel induziert.

Ulcus ventriculi:

Punkte der Ohrakupunktur: P30, P53, P1, P3, P41,

Punkte der Körperakupunktur: GG 19, KG 13, KG 15.

Die folgenden Punkte werden polar getastet. Der drucksensiblere Punkt gelangt zur Anwendung.

MP 4, Magen 21, Magen 22, Magen 23

Induktionsprogramm: Kinderprogramm. Ruheprogramm, Streß- A -Programm.

Funktionskreisbeziehungen:

Beachte Zusammenhang zum Funktionskreis Milz-Pankreas/Magen.

Weitere Therapiemöglichkeiten:

Holistisches Kreuz über dem Oberbauch.

Hypothalamuspunkte der Steuerungsorgane (s. Kap. 8.4.2)

Obstipation:

Punkte der Ohrakupunktur:

P34, P41, P53, P58

Punkte der Körperakupunktur:

a) atonische Obstipation: KG 8.

Die folgenden Punkte werden polar getastet. Der drucksensiblere Punkt gelangt zur Anwendung.

Dickdarm 4, Magen 22, Magen 25, Magen 36

b) spastische Obstipation:

Die Punkte werden polar getastet. Der drucksensiblere Punkt gelangt zur Anwendung.

Dickdarm 2, Dickdarm 3, MP 5, Leber 1 und 2

Funktionskreisbeziehungen: Beachte Verbindung zum Funktionskreis Lunge/Dickdarm

12.11 Allgemeine Indikationen

Arteriosklerose:

Punkte der Körperakupunktur: GG 19

Die folgenden Punkte werden polar getastet. Der drucksensiblere Punkt gelangt zur Anwendung.

Niere 3, Magen 36, Blase 62

Induktionsprogramm: Erinnerungsprogramm, Lernprogramm, Cerebrales Programm

Funktionskreisbeziehungen:

Beachte Zusammenhang zum Funktionskreis Herz/Dünndarm

Oedeme:

Punkte der Ohrakupunktur: P26, P39, P53, P44, P28, P3

Punkte der Körperakupunktur: GG 9, Leber 13 beidseits.

Der folgende Punkt wird polar getastet. Der drucksensiblere Punkt gelangt zur Anwendung.

Magen 36

Funktionskreisbeziehungen:

Beachte Zusammenhang zum Funktionskreis Niere/Blase.

Beachte Zusammenhang zum Funktionskreis Herz/Dünndarm.

Enuresis nocturna:

Punkte der Körperakupunktur: Blase 62 beidseits, KG 6, GG 19.

Die folgenden Punkte werden polar getastet. Der drucksensiblere Punkt gelangt zur Anwendung.

Blase 23, Blase 25, Blase 28, Magen 36, Leber 4

Induktionsprogramm: Kinderprogramm.

Funktionskreisbeziehungen:

Beachte Zusammenhang zum Funktionskreis Niere/Blase (Lymphe, Angst)

Schlafstörungen:

Punkte der Ohrakupunktur: P1, P2, P26, P39, Punkte der Körperakupunktur: KS 6, Herz 7 beidseits, Niere 3 beidseits.

Induktionsprogramm: Schlafprogramm

Globus hystericus:

Punkte der Ohrakupunktur: P1, P53, P60 Punkte der Körperakupunktur: KG 15, KG 22.

Die folgenden Punkte werden polar getastet. Der drucksensiblere Punkt gelangt zur

Anwendung.: KS 6, Blase 11, 3E5

Induktionsprogramm: Ruheprogramm, Kinderprogramm.

Es sei nochmals betont, daß es sich bei der Aufführung der einzelnen Indikationsbereiche um eine wilkürliche Auswahl von Therapiemöglichkeiten handelt, die sich in der Praxis bewährt haben. Die Kombination Ohrpunkte - Körperpunkte - Induktionsprogramm hat sich als besonders wirksam erwiesen, wobei es jedem Behandler offensteht, welche Punkte er auswählt und mit welch weiteren Therapiesystemen er sie kombiniert.

So gesehen bietet die Induktionstherapie ein breites Spektrum, und es bleibt zu hoffen, daß es reichlich genutzt wird.

13. Schlußbemerkung

Zugegeben - manches in diesem Buch ist hypothetisch. Es mußte hypothetisch bleiben, weil bessere Möglichkeiten zur Objektivierung nicht gegeben waren. Mögen Berufenere mir diese Aufgabe abnehmen - ich würde es ihnen danken.

Andererseits fand ich mich in der Situation, ein Konzept zu entwickeln für eine Therapieform, die sich in der Praxis seit Jahren mannigfach bewährt hat. Diese Therapieerfolge sind nicht von der Hand zu weisen, und damit hinter dem Berg zu halten, hieße, dem einen oder anderen Patienten die Chance einer echten Heilung zu verwehren. Ich habe dieses Buch nach bestem Wissen und Gewissen geschrieben und ich bekenne mich zu jeder Aussage, die darin aufgeführt ist.

Das bedeutet nicht, daß hier ein neues Dogma installiert werden soll, und wo Verbesserungen möglich sind, sollten sie so schnell wie möglich stattfinden. Aber es bedeutet, daß jeder den Mut haben sollte, neue Ideen zu entwickeln und sie nach sorgfältiger Prüfung, auch kundzutun. Wie sagte schon Voltaire: „Wir sind verantwortlich für das, was wir tun. Aber auch für das, was wir _nicht_ tun." Nur aus dem Tun ensteht Bewegung, und alles, was sich bewegt, lebt.

Wie in den Naturwissenschaften ist auch in unserem Leben vieles im Umbruch begriffen. Wer sich diesem neuen Denken verschließt, wird über kurz oder lang im Abseits stehen.

Und so ist es meine Hoffnung, daß dieses Buch nicht nur Therapieanleitung ist, sondern den einen oder anderen dazu anregen mag, festgefahrene Denkstrukturen zu überprüfen und sich so neue Horizonte zu erschließen.

Denken heißt Schöpfen, und Schöpfen bedeutet, sich seine Umgebung zu schaffen. Um-weltverschmutzung ist In-weltverschmutzung, und so gilt es, zunächst das Innen zu klären anstatt über das Außen zu lamentieren. Dies erfordert Bewußtsein auf einer Ebene, die uns klarmacht, daß wir Ausgangspunkt des Geistes sind, der in naturwissenschaftlichen Erscheinungen lediglich seinen Ausdruck findet, niemals jedoch seinen Ursprung.

Unsere Welt bedarf dieses Bewußtseinswandels, und ich denke, nur so kann ihr Fortbestand gesichert werden.

14. Literatur

Ardrey, Robert:

Adam kam aus Afrika.

Nymphenburger Verlag, 1961

Berman, Morris:

Wiederverzauberung der Welt. Am Ende des Newtonschen Zeitalters.

Rowohlt Taschenbuchverlag, Hamburg 1985

Black, Ira B.:

Symbole, Synapsen und Strukturen. Die molekulare Biologie des Geistes.

Spektrum, Akad. Verl. ,1993

Bolling, Arnulf:

Das System der Grundregulation.

conMedia Verlag, Köln 1993

Braune,S. / Schwerbrock,S.:

Studienreport. Beeinflußbarkeit des autonomen Nervensystems, EEG-Musters und des subjektiven Empfindens durch unterschwellige peripher-elektrische Stimulation.

Albert-Ludwigs-Universität, Freiburg 1992

Capra, Fritjof:

Das Tao Der Physik. Die Konvergenz von westlicher Wissenschaft und östlicher Mystik.

Scherz Verlag Bern, München, Wien 1983

Connection special:

Geist, Gehirn, Gedankenwelten.

Verlag W.Schneider, München 1990

Davies, Paul:

Prinzip Chaos - die neue Ordnung des Kosmos.

C. Bertelsmann Verlag, München 1988

Diamond, John:

Die heilende Kraft der Emotionen. 2.Aufl.-Freiburg im Breisgau:

Verlag für Angewandte Kinesiologie, 1987

Dürr, Hans-Peter (Hrsg.):

Physik und Transzendenz.

Droemersche Verlagsanstalt, München 1990

Fehrenbach, J. / Noll, H. / Nolte, H.G. / Schimmel, H.W.:

Kurzes Lehrbuch der VEGATEST-Methode.

Wissenschaftliche Abteilung VEGA Grieshaber GmbH & Co, Schiltach

Füß, Robert / Mandel, Peter:

Farbpunktur bei Wirbelsäulen- und Gelenkerkrankungen.

Energetik Verlag, Sulzbach/Taunus 1993.

Gleditsch, Jochen:

Reflexzonen und Somatotopien.

WBV Biologisch-Medizinische Verlagsgesellschaft, 3. Auflage 1988

Gleditsch, Jochen:

Mundakupunktur.

WBV Biologisch-Medizinische Verlagsgesellschaft, 1979

Gleick, James:

Chaos - die Ordnung des Universums.

Droemer Knaur Verlag, 1988

Hamer, Ryke Geerd:

Krebs - Krankheit der Seele.

Verlag AMICI di DIRK, Köln 1989

Hamer, Ryke Geerd:

Vermächtnis einer neuen Medizin. Band I.

Amici-di-Dirk-Verl.-Ges., 1987

Holler, Johannes:

Das neue Gehirn.

Verlag Bruno Martin, 1.Auflage 1989

Köhler, Bodo:

Einführung in die Quantenmedizin.

Eigenverlag, Freiburg 1991

Köhler, Bodo:

Bioresonanztherapie.

Jungjohann Verlagsgesellschaft, 3.Auflage 1992

König, G./Wancura,I.:

Einführung in die chinesische Ohrakupunktur.

Haug Verlag Heidelberg, 7.Auflage 1982

Kolb,Bryan/Whishaw, Ian Q.:

Neuropsychologie.

Spektrum, Akad. Verl. 1993

Lange, Günter:

Akupunktur der Ohrmuschel. Diagnostik und Therapie.

WBV Biologisch-Medizinische Verlagsgesellschaft, Schorndorf 1987

Lechner, Johann:

Herd, Regulation und Information.

Hüthig Buch Verlag, Heidelberg 1993

Mandel, Peter:

Induktionstherapie mit den Frequenzmustern des menschlichen Gehirns.

Energetik-Verlag, Bruchsal 1991

Mandel, Peter:

Lichtblicke in der ganzheitlichen
(Zahn-)Medizin.

Energetik-Verlag, Bruchsal 1989

Mandel, Peter:

Energetische Terminalpunkt-Diagnose,

Energetik-Verlag, Bruchsal 1990

Mandel, Peter:

Praktisches Handbuch der Farbpunktur

Energetik Verlag, Bruchsal 1986

Perger, Felix:

Kompendium der
Regulationspathologie und -therapie.

*Verlag Johannes Sonntag,
München 1990*

Pischinger, Alfred:

Das System der Grundregulation.

Karl F. Haug Verlag, 7.Auflage 1989

Pollmann, Antonius:

Fünf Wandlungsphasen in fünf
Streichen.

Karl F. Haug Verlag, Heidelberg 1991

Pschyrembel,W.:

Klinisches Wörterbuch. 254.Auflage.

*Walter de Gruyter Verlag,
Berlin, New York 1982*

Riedweg, Franz:

Hormonmangel. Theorie und Praxis der
pflanzlichen Hormondrüsenstimulation.

*Johannes Sonntag Verlag,
Regensburg 1986*

Riedweg, Franz:

Wandel des Denkens in der Medizin. Hormonmangel als Initium zahlreicher
Krankheitsbilder.

Eigenverlag

Saint-Pierre, Gaston / Boater, Debbie:

Die Metaphorische Methode.

Plejaden Verlagsgesellschaft, 1983

**Sheldrake, Rupert / McKenna, Terence /
Abraham, Ralph:**

Denken am Rande des Undenkbaren.
Über Ordnung und Chaos, Physik und
Metaphysik, Ego und Weltseele.

*Scherz Verlag
Bern, München, Wien. 1992*

St. John, Robert:

Metamorphose. Die pränatale Therapie.

Synthesis Verlag, 1984

Starck, Dietrich / Frick, Hans:

Repetitorium anatomicum.

Georg Thieme Verlag, Stuttgart 1967

Talbot, Michael:

Das holographische Universum.

Droemersche Verlagsanstalt, Th. Knaur Nachf., München 1992

Toellner, Richard:

Illustrierte Geschichte der Medizin.

Andreas & Andreas Verlagsbuchhandel, Salzburg 1986

Vester, Frederic:

Neuland des Denkens.

dtv, München 1985

Volkmer, Dietrich:

Wege zum Vegatest.

Energetik Verlag, Sulzbach/Ts., 1992

Wilber, Ken:

Das Spektrum des Bewußtseins. Ein metapsychologisches Modell des Bewußtseins und der Disziplinen, die es erforschen.

*Scherz Verlag
Bern, München , Wien. 1987*

Wertsch / Schrecke / Küstner:

Akupunkturatlas.

WBV Biologisch-Medizinische Verlagsgesellschaft. Schorndorf 1974

15. Bildnachweis

Die Abbildungen 99, 100 und 103 wurden mit freundlicher Genehmigung des Verlages für Angewandte Kinesiologie, Freiburg im Breisgau, dem Buch „Allergie - und der Weg sich in wenigen Minuten davon zu befreien" von Jimmy Scott und Kathleen Gosse entnommen.

Die Abbildungen 26, 27, 29, 30, 31, 33, 34, 35, 37, 38, 39, 41, 42, 43, 45, 47 durften wir mit freundlicher Genehmigung der WBV Biologisch-Medizinische Verlagsanstalt dem Buch „Reflexzonen und Somatotopien" von Dr. Jochen Gleditsch entnehmen.

Beiden Verlagen gilt unser herzlicher Dank dafür, daß sie ihren Beitrag zur Realisierung des vorliegenden Buchprojektes geleistet haben.

16. Sachwortverzeichnis

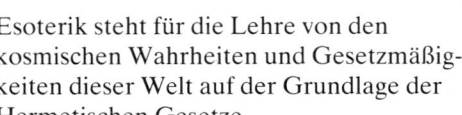